வீரத்தமிழர் மருது பாண்டியர்

ம(றை)றக்கப்பட்ட சரித்திரம்

சத்தியேந்திரன் ரத்னாகரன்

notionpress.com

INDIA • SINGAPORE • MALAYSIA

ISBN 979-8-90510-790-0

பொருளடக்கம்

ஆசிரியர் உரை

இது ஒரு ஆராய்ச்சிக் கட்டுரை அல்ல. நான் ஒரு எழுத்தாளனும் அல்ல. நான் ஒரு வழக்கறிஞர். நான் இந்த நூலை எழுதுவதற்கு முதல் காரணமும், முக்கியமான காரணமுமாக இருந்தவர் எனது அண்ணன் திரு. இரா. கற்பூர சுந்தரபாண்டியன், இ.ஆ.ப. (ஓய்வு) அவர்கள் என்று கூறிக்கொள்வதில் பெருமை அடைகிறேன்.

சென்னையில் குற்றவியல் வழக்கறிஞராக இருந்த என்னை சிவகங்கை சமஸ்தான தேவஸ்தானத்திற்கு மேலாளராக அவர் பதவியமர்த்தியதால் எனக்கு மருதுபாண்டியரைப் பற்றிய செவிவழிச் செய்திகளும் கும்மிப் பாடல்களும், கர்னல் ஜேம்ஸ் வெல்ஷ் அவர்கள் எழுதிய நாட்குறிப்புகளில் சில முக்கியமான பகுதிகளும் கிடைத்தன. அவற்றை என் அண்ணனுடன் நான் பகிர்ந்துகொண்டபோது, அவர் மேலும் சில புத்தகங்களை என்னிடம் கொடுத்து படித்துப் பார்த்து, இருட்டடிப்பு செய்யப்பட்ட மருதுபாண்டியரின் வீர வரலாற்றை எனக்குத் தெரிந்தவரையில் நான் கேள்விப்பட்ட செவிவழிச் செய்திகளையும், பல நூல்களில்

காணப்பட்ட விபரங்களையும் கோர்வையாக எழுதுமாறு பணித்தார். மருதுபாண்டியரின் வரலாற்றை உலகறியச் செய்யவேண்டும், அது நம் கடமை என்றும் பணித்தார். அதன் முயற்சிதான் இந்நூல்.

இதில் காணப்படும் பல செவிவழிச் செய்திகள் பெரும்பாலானவை என்னுடைய மாமா சாத்தரசன் கோட்டை சூடுசேது எனப்படும் சேதுராமன் கூறியது. அவர் மருதுபாண்டியரின் முக்கியத் தளபதி நைனியப்பன் சேர்வையின் நேரடி வாரிசு என்பதால், மருதுபாண்டியரின் சரித்திரம் தலைமுறைகளைக் கடந்து அவரிடம் வந்து, பின் என்னிடம் வந்தது.

மேலும் சிவகங்கையில் உள்ள பல முதியவர்களும் மருதுபாண்டியரைப் பற்றிய செய்திகளைச் சொல்லியிருக்கிறார்கள்.

இவ்வளவு முக்கியத்துவம் வாய்ந்த ஒரு வரலாற்றை ஏன் நாம் எழுதக்கூடாது? என்று எனக்குள் தோன்றிய எண்ணமும் இதற்கு ஒரு காரணம்.

இதில் குறிப்பிடப்பட்டுள்ள பல நிகழ்ச்சிகள் வரலாற்று ஆவண ஆதாரங்கள் இல்லாததால் இதை ஒரு கற்பனைக் கதை என்று கூட எடுத்துக்கொள்ளலாம். இருந்தாலும் இந்த நிகழ்வுகளின் கோர்வையைப் பார்க்கும்போது இது ஏன் உண்மையாகவே நடந்திருக்கக்கூடாது என்று எனக்குத் தோன்றுகிறது.

ஏனெனில், மருதுபாண்டியர் தூக்கில் இடப்பட்டதற்குப் பின் மருதுபாண்டியரின் ஆட்சியையும், அவர்களின் போர்ப் பிரகடனத்தையும் அவர்கள் வீழ்த்தப்பட்ட விதத்தையும் பின்வரும் சந்ததியாருக்குத் தெரியக்கூடாது

என்று ஆட்சியாளர்களும், கும்பினியாரும், ஆங்கிலேய அரசும் எந்த ஒரு நிகழ்வையும் ஆவணப்படுத்தவில்லை. ஒரு சிலர் ஆவணப்படுத்தியதையும் அழித்துவிட்டனர். அந்த இருட்டடிப்பினால் மருதுபாண்டியரின் பெருமைக்கும் வீரதீரச் செயல்களுக்கும் வேண்டிய ஆதாரங்கள் கிடைக்காமலே போனது. அதிர்ஷடவசமாக கர்னல் ஜேம்ஸ் வெல்ஷ் எழுதிய நாட்குறிப்பில் இருந்து அவரால் எழுதப்பட்ட ராணுவ நினைவலைகள் மற்றும் இதர நாட்டுப்புறப் பாடல்கள், கும்மிப் பாட்டுக்கள் மற்றும் தலைமுறை தலைமுறையாக வரும் செவிவழிச் செய்திகள் கொண்டு யூகங்களுடன் கலந்து இந்த நூல் எழுதப்படுகிறது.

இந்தக் கதையை எழுதுவதற்கு என்னை ஊக்குவித்த என் மகள் திருமதி. குறிஞ்சி அமலாவதிக்கும், ஆலோசனைகள் வழங்கி உதவிய முனைவர். ச. இராசசேகரன், மற்றும் திருமதி. சுமித்ரா பிரகாஷ், Dr. பாஸ்கரன் வேணி அசோக், ஆகியோருக்கும், இதைச் சீரிய முறையில் தட்டச்சு செய்து உதவிய திருமதி. ஜாக்குலின் இஸ்ரேல், அவரது கணவர் திரு. இஸ்ரேல் அவர்களுக்கும், பிழை திருத்தி உதவிய திரு. மு. ராமசுவாமி அவர்களுக்கும், படங்கள் வரைந்து உதவிய ஓவியர் திரு. சரவணன் அவர்களுக்கும் பதிப்பித்து வெளியிட்ட நோஷன் பிரஸ் மீடியா பிரைவேட் லிமிடெட் நிறுவனத்தார்க்கும் எனது நன்றியைத் தெரிவித்துக்கொள்கிறேன்.

இதை எழுதும்போது யார் மனதும் புண்படக்கூடாது என்று முழு முயற்சி எடுத்துள்ளேன். இருப்பினும், வரலாற்றுப் பதிவுகளின்படி எழுதும்போது, சிலரைப்

பற்றி எழுத வேண்டிய அவசியம் ஏற்பட்டதால் அதைத் தவிர்க்க முடியவில்லை. அதற்காக நான் மனப்பூர்வமாக மன்னிப்புக் கோரவும் கடமைப்பட்டுள்ளேன். என் எண்ணம் மருதுபாண்டியரின் புகழும் வீரமும் இந்த உலகத்திற்குத் தெரியவேண்டும் என்பது மட்டுமே. வாழ்க வீரத் தமிழர் மருதுபாண்டியர் புகழ்.

நன்றி.

ஆதார நூல்கள்:

1. கர்னல் ஜேம்ஸ் வெல்ஷ் “இராணுவ நினைவலைகள்” - முனைவர் ப. கிருஷ்ணன்.
2. “முதல் விடுதலைப் போர்” - சின்ன மருது தீனதயாளபாண்டியன்.
3. மருது - ஜே. கார்லே.
4. 1801 - டாக்டர் மு. ராஜேந்திரன், இ.ஆ.ப.(பணி நிறைவு) அவர்கள்.

அணிந்துரை

முதல் சுதந்திரப் போராட்டப் பிரகடனம் செய்து, ஆங்கிலேயரை மட்டுமல்லாமல் அனைத்து ஐரோப்பியர்களையும் கலங்கிடச்செய்த மருதிருவரின் வரலாறு முழுமையாக, தெளிவாக எழுதப்படாத சூழ்நிலையில் அதனை சிறப்பான ஆதாரங்களுடன் எழுதி, வெளியிடவுள்ள எனது அன்புத்தம்பி வழக்கறிஞர் ச. ரத்னாகரனுக்கு என் நெஞ்சார்ந்த பாராட்டுக்கள்.

1801 ஜம்புத்தீவு பிரகடனம்தான் இந்தியாவிலேயே முதல் சுதந்திரப்போராட்ட அறிவிப்பு. மருதிருவர் ஆண்ட சிவகங்கையில் பலர் முயற்சி செய்தும், இன்றுவரை அவர்களுக்கு சிலை அமைக்கப்படாத நிலையில், அண்டை மாநிலமான ஆந்திரப் பிரதேசத்தில் சித்தூரில் மிக உயரமான சிலைகளை அமைத்து, சிறப்பாக திறப்புவிழா செய்த திரு. புல்லட் சுரேஷ் அவர்களுக்கு பாராட்டுக்கள். காளையார்கோவில் எதிரே அமைந்துள்ள பெரிய மருதுபாண்டியரின் நினைவிடத்தில் ஆண்டுதோறும் குருபூஜைக்கு முதல் நாள் அபிஷேகம் செய்யும் கட்டளை எங்கள் குடும்பத்தினருடையது என்பதைப் பெருமையுடன் பதிவுசெய்து இந்த அணிந்துரையை எழுத விரும்புகிறேன்.

வீர மங்கை வேலு நாச்சியார் வெற்றிவாகை சூடி, சிவகங்கையை ஆங்கிலேய கம்பெனியாரிடமிருந்து மீட்ட ஆண்டு 1780. அதன்பின் சிவகங்கை ஜமீனை இருபது ஆண்டுகள் நிர்வகித்து ஆட்சி புரிந்தவர்கள் மருதுபாண்டியர்கள். ஆங்கிலேயர்களின் நோக்கம் வியாபாரம் மட்டுமல்ல, நம்மை அடிமைப்படுத்துவது என்பதை உணர்ந்தவுடன் ஒரு கூட்டமைப்பை உருவாக்கி வெளிப்படையாகத் தங்கள் எதிர்ப்பைத் தெரிவித்தவர்கள் மருதிருவர்தான்.

1801 ஜம்புத்தீவு பிரகடனம் செய்த காரணத்தால் நாட்டை இழந்து, வீட்டை இழந்து, வம்சத்தையே இழந்த மாவீரர்கள் மருதிருவர். இவர்கள் ஆட்சிக் காலம் பொற்காலமாக இருந்தது. மக்கள் மகிழ்ச்சியுடன் நிம்மதியாக வாழ்ந்தார்கள். புரட்சிகரமான விதவைத் திருமணம், பால்ய திருமணத் தடை, சமத்துவம் போன்றவற்றை செயல்படுத்தினர்.

பெரிய மருது தூக்கிலிடப்படுவதற்கு முன் அவருடைய கடைசி ஆசை என்ன? என்ற வினாவிற்கு, “இந்த ஆங்கிலேயரிடம் நான் இறுதியாக கேட்க விரும்புவது இரண்டு கோரிக்கைகள் தான்.

முதலாவதாக நாங்கள் இந்த நாட்டு மக்களுக்கும், திருக்கோவில்களுக்கும், கிறிஸ்தவ தேவாலயங்களுக்கும், மசூதிகளுக்கும், அன்னதான சத்திரங்களுக்கும் அளித்த மானியங்கள், தான தர்மங்கள் நிலையானதாக அங்கீகரிக்கப்படவேண்டும். இரண்டாவதாக, நான் காளையார் கோயிலை என் உயிருக்கும் மேலாகக் கருதுவதால் என் சிரசை ராஜகோபுரத்திற்கு நேராக சுவாமியை வணங்கும் படி புதைத்து சமாதி அமைக்க

வேண்டும். நான் எப்போதும் காளீஸ்வரரை வணங்கிக்கொண்டே இருக்க வேண்டும் என்பதுதான் என் இறுதி விருப்பம். சாத்தியமானால் கும்பினியார் இந்த இரண்டு விருப்பத்தையும் நிறைவேற்றித் தரட்டும்" என்று பதிலளித்தார்.

தான்செய்ததான தருமங்கள் தடைபெற்றுவிடக்கூடாது என்ற நல்லெண்ணம் அவர் மனதில் இறுதி நொடி வரை நிலைத்திருந்தது.

மருதிருவர் தோற்கடிக்கப்படவில்லை, சூழ்ச்சியால் வீழ்த்தப்பட்டனர் என்ற விவரத்தை ஆசிரியர் தெளிவாக விளக்கிக் கூறியுள்ளார். மருதிருவரைப் பிடிக்க காளையார் கோயிலின் கோபுரத்தைத் தகர்க்க, ஆங்கிலேயப் படைகளை அங்கு எவ்வாறு எளிதாகக் கொண்டு செல்லலாம் என்ற சதித்திட்டம் பற்றியும், பாளையங்கோட்டை சிறை உடைப்பு மற்றும் ஊமைத்துரை மீட்பு ஆகிய சம்பவங்கள் பற்றியும் வேறு எந்த நூலிலும் இவ்வளவு தெளிவாகக் கூறப்படவில்லை என்பது குறிப்பிடத்தக்கது.

இந்நூல் மருதிருவர் காலத்தில் கிழக்கிந்தியக் கம்பெனியில் பணிபுரிந்த கர்னல் ஜேம்ஸ் வெல்ஷ் என்ற உயரதிகாரியை பினாங்கில் சந்தித்த சின்ன மருதுவின் மகன், நாடுகடத்தப்பட்ட துரைசாமி சந்தித்து உரையாடியிருப்பதை சிறப்பாக உருவகப் படுத்தியிருக்கிறார். இந்த சந்திப்பை வெல்ஷ் தனது நாட்குறிப்பிலே பதிவுசெய்துள்ளார். மேலும் இந்த நூலில் கூறப்பட்டுள்ள அனைத்து நிகழ்ச்சிகளுக்கும் அவரே நேரடி சாட்சி.

மறைக்கப்பட்ட மாவீரர்களின் சரித்திரத்தை வெளிக்கொணர வேண்டுமென்று எடுத்த இந்த இமாலய முயற்சியில் ஆசிரியர், மாபெரும் வெற்றி பெற்றுள்ளார். மனிதநேய மாமனிதர்களான மருதிருவரின் மாட்சிமையை உலகறியச்செய்ய இந்நூல் உதவும் என்று பெரிதும் நம்புகின்றேன்.

இரா. கற்பூரசுந்தரபாண்டியன், இ.ஆ.ப.(பணி நிறைவு)
தலைவர், உலக சித்தர் ஆராய்ச்சி மையம்,
எண். 34, கிருஷ்ணா தெரு, தியாகராயநகர்,
சென்னை - 600 017.

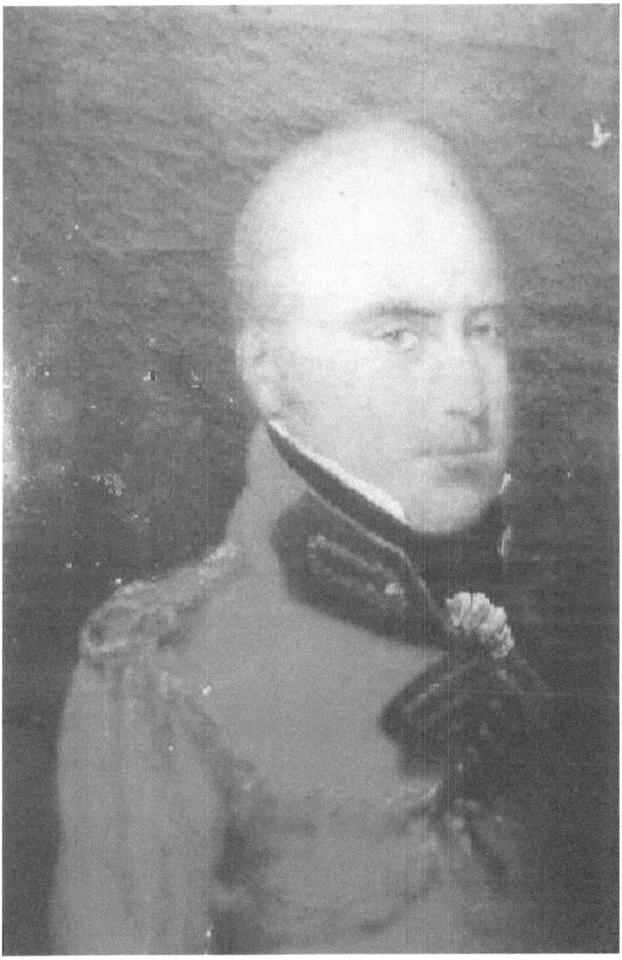

கர்னல் ஜேம்ஸ் வெல்ஷ்

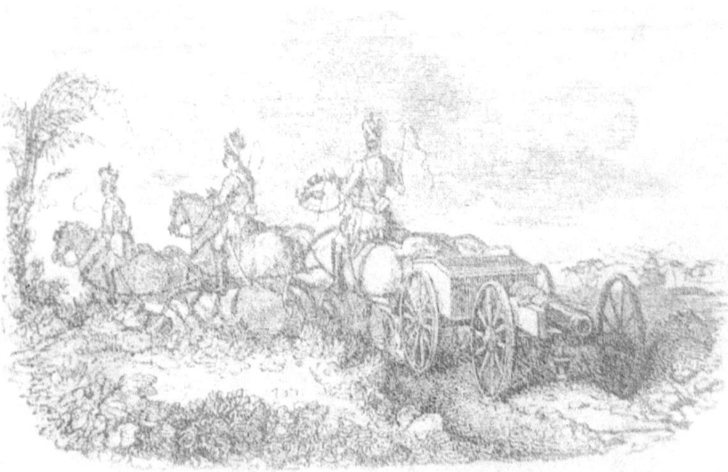

கல்லல் காடு

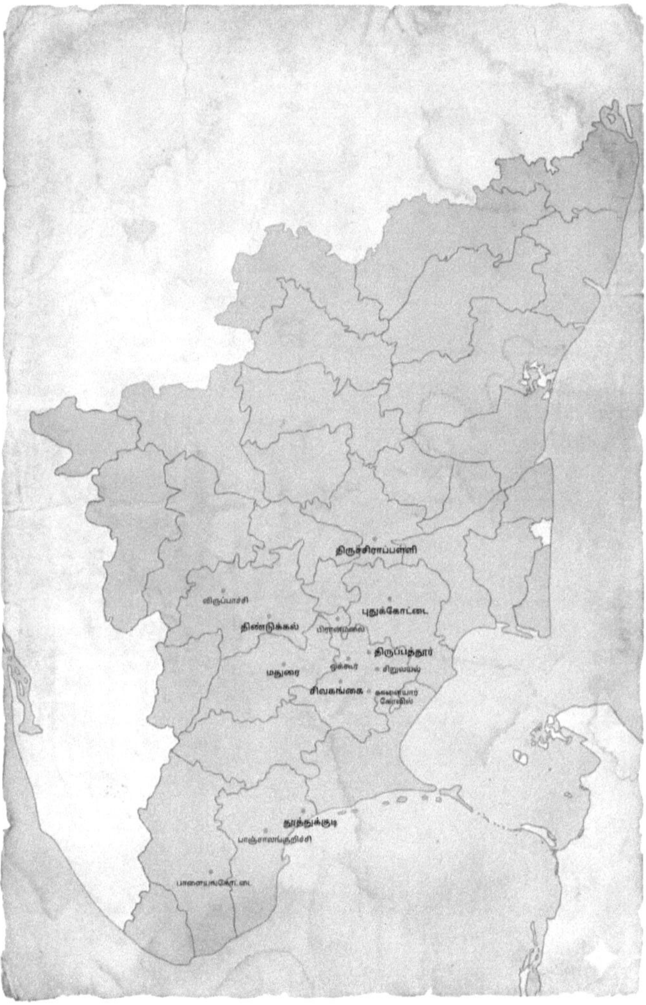
திருச்சிராப்பள்ளி
விருப்பாச்சி
புதுக்கோட்டை
திண்டுக்கல்
திருப்பத்தூர்
மதுரை
சிவகங்கை
தூத்துக்குடி
பாஞ்சாலங்குறிச்சி

ஜம்பு தீபகற்பம்

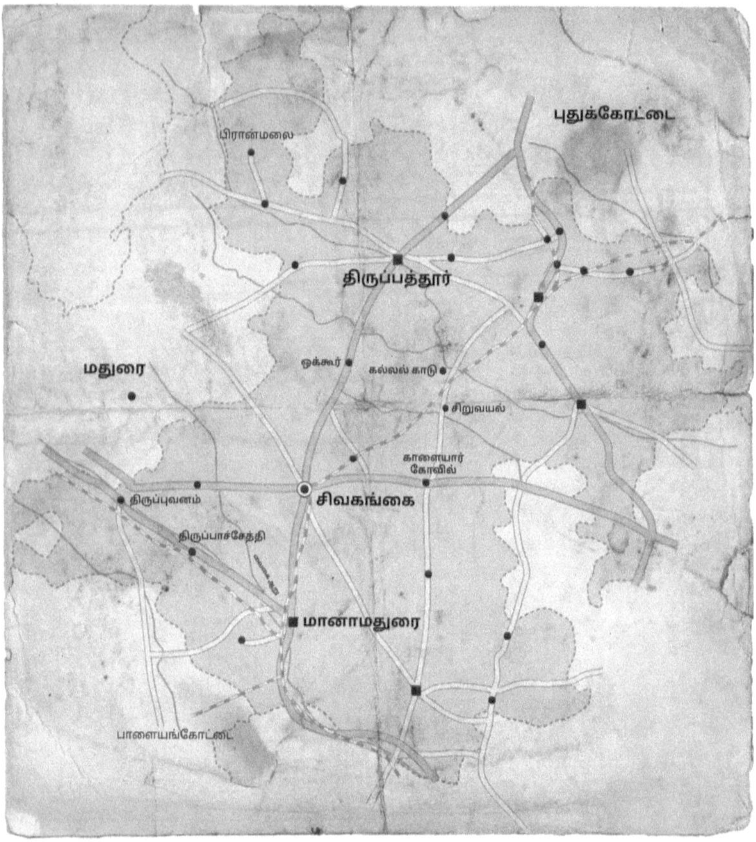
புதுக்கோட்டை
பிரான்மலை
திருப்பத்தூர்
மதுரை
ஒக்கூர்
கல்லல் காடு
சிறுவயல்
காளையார்
கோவில்
சிவகங்கை
திருப்புவனம்
திருப்பாச்சேத்தி
மானாமதுரை
பாளையங்கோட்டை

சிவகங்கைச் சீமை

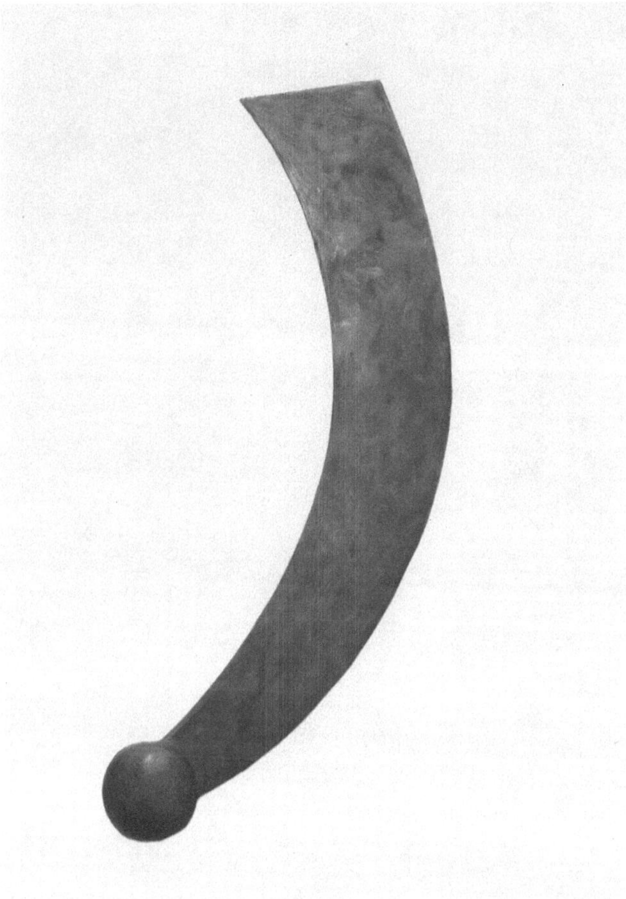

வளரி

எதிர்பாராத சந்திப்பு

பிரின்ஸ் ஆப் வேல்ஸ் தீவுகள் (பினாங்கு)

1818-ஆம் ஆண்டு, செப்டம்பர் மாதம் ஒருநாள் இரவெல்லாம் பெய்த மழையில் நனைந்து ஈரமாக சில்லென்று காற்று வீசிக்கொண்டிருந்த காலை நேரம், பினாங்கு துறைமுகத்தில் முந்தைய நாள் வந்து சேர்ந்திருந்த கப்பலில் இருந்து மாலுமிகள் இறங்கிவந்து கொண்டிருந்தனர். கப்பலிலிருந்து சரக்குகளை இறக்க போர்க்கைதிகளாக நாடு கடத்தப்பட்டவர்கள் கூலிகளாக ஈடுபடுத்தப்பட்டிருந்தனர். அந்தக் கூலிகளில் நலிந்த தேகமும், சோர்ந்த முகமும், நடுத்தர வயதும் கொண்ட துரைசாமியும் கப்பலில் ஏறி சரக்குகளை இறக்கிக் கொண்டிருந்தார். சிறிது நேரம் ஓய்வெடுக்க துறைமுகத்தில் உட்கார்ந்திருந்தபோது அங்கு வந்த பழக்கமான சிப்பாய் ஒருவரிடம், “அய்யா, இங்கு புதிதாக படைத்தளபதி ஒருவர் வந்திருப்பதாகக் கேள்விப்பட்டேன். அவர் எப்படிப் பட்டவர்?” என்று கேட்டார்.

அந்த சிப்பாய், “அவர் நீண்டகாலம் உங்கள் நாட்டில் பணிபுரிந்து இப்பொழுது கர்னலாக பதவி உயர்வு பெற்று

இங்கு வந்திருக்கிறார். மிகவும் கனிவானவர் என்றும், கருணை உள்ளம் கொண்டவர் என்றும் கேள்விப்பட்டேன். உங்களுக்கு அவரால் எந்த பிரச்சினையும் வராது துரைசாமி" என்றார்.

"அவர் பெயர் என்ன என்று தெரிந்து கொள்ளலாமா?" என்று துரைசாமி கேட்டார். அதற்கு "அவர் பெயர் கர்னல் ஜேம்ஸ் வெல்ஷ். இன்று அவர் துறைமுகத்தைப் பார்வையிட வருவதாகத் தகவல் வந்திருக்கிறது" என்றார்.

அந்தப் பெயரைக் கேட்டதும் ஒரு கணம் அதிர்ந்த துரைசாமி, "அவரை நான் சந்திக்க முடியுமா?" என்று கேட்டார். அந்த சிப்பாய் "அவரை நீங்கள் தனிப்பட்ட முறையில் சந்திக்க முடியாது. ஆனால் அவர் இங்கு வரும்போது நீங்கள் அவரைப் பார்க்கலாம்" என்றார். சற்று நேரத்தில் கர்னல் ஜேம்ஸ் வெல்ஷ் அவர்கள் சில சிப்பாய்களுடன் துறைமுகத்திற்கு வந்தார்.

அவரைக் கண்ட துரைசாமி அவர் எதிரில் போய் நின்றார். துரைசாமியைக் கண்டவுடன் சிப்பாய்கள் தடுப்பதற்கு முன் கர்னல் ஜேம்ஷ் வெல்ஷ் துரைசாமியை அருகில் வருமாறு அழைத்தார்.

"உனக்கு இங்கு ஏதேனும் குறையிருக்கிறதா? உனக்கு என்ன வேண்டும்?" என்று கேட்டார். அவருக்கு துரைசாமியை அடையாளம் தெரியவில்லை. துரைசாமி அவரிடம், "துரையவர்களே, உங்களுக்கு என்னை அடையாளம் தெரிகிறதா?" என்று கேட்டு, சற்று தள்ளி நின்றார்.

உடனே, ஜேம்ஸ் வெல்ஷ், "அருகில் வா தம்பி, உன்னை எனக்கு அடையாளம் தெரியவில்லையே, நீ யார்?" என்று கேட்டார்.

"துரையவர்களே, என் பெயர் முத்து வடுகு. துரைசாமி என்று கூப்பிடுவார்கள்". உடனே, துரைசாமியைக் கூர்ந்து நோக்கிய கர்னல் ஜேம்ஸ் வெல்ஷ், "என்ன? துரைசாமியா, என் நண்பர் மன்னர் சின்னமருதுவின் மகன் துரைசாமியா?" என்று அதிர்ச்சியுடன் கேட்டார். "ஆம் துரையவர்களே, சிறு வயதில் தங்களுடன் விளையாடிய அதே துரைசாமிதான். இப்பொழுது நாடு கடத்தப்பட்டு போர்க் குற்றவாளியாக, இந்த துறைமுகத்தில் கூலியாக இருக்கிறேன்" என்றார். உடனே, கர்னல் ஜேம்ஸ் வெல்ஷ், "துரைசாமி, நீ நாளை காலை என் குடியிருப்புக்கு வா. நாம் அங்கு பேசிக்கொள்ளலாம்" என்று கூறிப் புறப்பட்டார்.

மறுநாள் காலை, துரைசாமி, ஜேம்ஸ் வெல்ஷ் தங்கியிருக்கும் இடத்திற்குச் சென்றார். காவலாளியிடம், "அய்யா, ஜேம்ஸ் வெல்ஷ் துரை அவர்களிடம் துரைசாமி அவரைப் பார்ப்பதற்காக வந்திருப்பதாகக் கூறமுடியுமா? அவர்தான் என்னை வரச்சொன்னார்" என்று கூறினார். நீண்டநாள் அங்கு பணிபுரிந்ததால், காவலாளிக்கு துரைசாமியை நன்கு தெரியும். ஆகவே, அவர், "சரி துரைசாமி, நான் சென்று துரையவர்களிடம் தெரிவித்துவிட்டு வருகிறேன்" என்று கூறி உள்ளே சென்றார். உள்ளே, சாதாரண உடையில் இருந்த கர்னல் வெல்ஷிடம், காவலாளி, "துரையவர்களே, தங்களைக் காண துரைசாமி என்பவர் வந்திருக்கிறார். தாங்கள் வரச் சொன்னதாகக் கூறினார்" என்று தெரிவித்தார். அதற்கு கர்னல் வெல்ஷ், "அவரை உள்ளே வரச்சொல், நான்

கூறும்வரை வேறு யாரையும் உள்ளே அனுப்பாதே" என்று கூறினார். காவலாளியும் வெளியில் வந்து துரைசாமியிடம், "துரையவர்கள் உங்களை உள்ளே வரச் சொன்னார்" என்று தெரிவித்தார்.

பினாங்கின் இராணுவத் தளபதியின் குடியிருப்பின் உள்ளே துரைசாமியை அழைத்துச் சென்று கர்னல் வெல்ஷ் அவர்கள் இருக்கும் அறையைக் காட்டினார். அறைக்குள் துரைசாமி நுழைந்தவுடன், காவலாளி சென்றபின், கர்னல் ஜேம்ஸ் வெல்ஷ் எழுந்து வந்து துரைசாமியைத் தோளில் கை போட்டு அணைத்துக் கொண்டார். அவர் கண்கள் கலங்கின.

"துரைசாமி, நீ எப்படி இருக்கிறாய்? ஏன் இப்படி தளர்ந்து மெலிந்து, வயதானவன் போல் ஆகிவிட்டாய்?"

"நான் வேறு எப்படி இருப்பேன் என்று நினைத்தீர்கள் துரையவர்களே? இங்கு நான் உற்றார் உறவினர்களைப் பிரிந்து, நோய்வாய்ப்பட்டு, பிழைப்புக்காகத் தோட்டங்களிலும், துறைமுகங்களிலும் வேலை செய்கிறேன்".

"உன்னைப் பார்க்கும்போது, எனக்கு மிகவும் வருத்தமாக இருக்கிறது துரைசாமி. என் நெருங்கிய நண்பர் சின்ன மருதுவின் மகனை இந்த நிலையில் பார்ப்பதற்கு என் மனம் மிகவும் வேதனைப்படுகிறது. வா, வந்து உட்கார். இன்று நீ என்னுடன்தான் உணவு அருந்தவேண்டும்" என்றார் கர்னல் வெல்ஷ்.

அதற்கு துரைசாமி, "அது சரியாக இருக்குமா? துரையவர்களே, காவலாளிகளும், உங்கள் கீழ் உள்ள அதிகாரிகளும் உங்களைத் தவறாக எண்ண

மாட்டார்களா?" என்றார். அதற்கு கர்னல் அவர்கள், "இங்கு நான்தான் உயர் அதிகாரி. என்னைக் கேட்க இங்கு யாருக்கும் அதிகாரம் இல்லை. எத்தனை முறை உன் வீட்டில் நான் விருந்து சாப்பிட்டிருக்கிறேன்? இப்போது இது என் முறை. நீ வந்து உட்கார். உனக்கு ஏதாவது உதவி தேவைப்பட்டால் நீ எப்போது வேண்டுமானாலும் என்னை வந்து பார்க்கலாம்" என்றார்.

அதற்கு துரைசாமி, "மிக்க நன்றி துரையவர்களே, தங்கள் அன்பையும், கனிவையும் எப்போதும் நான் மறக்கமாட்டேன்". பிறகு இருவரும் ஒன்றாக மேசையில் அமர்ந்து உணவு அருந்தினார்கள். துரைசாமி தான்பட்ட துயரங்களையெல்லாம் சொன்னார். கர்னல் வெல்ஷ் மிகவும் வருத்தப்பட்டு, "இங்கு உனக்கு என்ன உதவி வேண்டும் என்றாலும் கேள். சட்டதிட்டங்களுக்கு உட்பட்டு நான் செய்யத் தயாராய் இருக்கிறேன். நான் இங்கு இருக்கும்வரை நீ தைரியமாக இரு. உன் உடல் நலத்தைப் பார்த்துக் கொள். இங்கு மருத்துவரிடம் உன்னை நன்கு கவனிக்கச் சொல்கிறேன்".

"மிக்க நன்றி துரையவர்களே, இங்கு என்னுடைய நெடுநாளைய கனவு, விருப்பம், எதிர்பார்ப்பு எல்லாம் நான் எப்படியாவது என் தாய் நாட்டிற்குச் சென்று என் உற்றார் உறவினருடன் என் வாழ்நாளைக் கழிக்க வேண்டும் என்பதுதான். அதற்கு தாங்கள் உதவ முடியுமா?".

"அது என் அதிகாரத்திற்கு அப்பாற்பட்டது துரைசாமி. அதற்கான உத்தரவு இங்கிலாந்தில், பிரிட்டிஷ் அரசாங்கத்தால் பிறப்பிக்கப்பட வேண்டும். முடிந்தால் நான் சிபாரிசு செய்து கடிதம் அனுப்புகிறேன். ஆனால் என்ன நடக்கும் என்று சொல்லமுடியாது துரைசாமி".

“அது எனக்குப் புரிகிறது துரையவர்களே. முடிந்தால் எனது கடிதத்தை என் தாய்நாட்டில் உள்ள என் உறவினரிடம் சேர்க்க முடியுமா?” என்று கேட்டார்.

“அதுவும்சற்றுசிரமம்தான்.எதற்கும்கடிதத்தைக்கொடு. முயற்சி செய்து பார்க்கிறேன், இங்கு வேறு உதவி வேண்டுமானால் கேள் துரைசாமி”.

“மிக்க நன்றி துரையவர்களே, இங்கு நான் வேண்டியவற்றை பெறப் பழகிக்கொண்டேன். ஆனால் ஒரு வேண்டுகோள் கேட்கலாமா துரையவர்களே?”

“தாராளமாகக் கேள் துரைசாமி, என்னால் முடிந்தவற்றைச் செய்கிறேன்.”

“துரையவர்களே, என் மனதில் இத்தனை ஆண்டுகளாக விடைதெரியாத பல சந்தேகங்கள் இருக்கின்றன. பதில் தெரியவில்லை”.

“என்ன சந்தேகமென்றாலும் கேள் துரைசாமி, எனக்குத் தெரிந்தவரை தெளிவுபடுத்துகிறேன்”.

“துரையவர்களே, நான் இங்கு வரும்பொழுது சிறுவன். நாட்டு நடப்புகளும், அரசியலும் புரியாதவன். என்ன காரணத்தால் எனக்கு இந்த நிலை ஏற்பட்டது? என் அப்பாவும், பெரியப்பாவும், உங்களுடனும், பிரிட்டிஷாருடனும் மிக நெருக்கமாகவும், தோழமையுடனும் இருந்தார்களே, நீங்கள் எப்படி எதிரிகளானீர்கள்? என் தந்தை போரில் கைப்பற்றப்பட்டு, தூக்கிலிடப்படவில்லை என்று என்னுடன் வந்தவர்கள் கூறுகிறார்களே? அது உண்மையா? இதற்கெல்லாம் விடை கிடைத்தால் எனக்கு ஆறுதலாக இருக்குமென நினைக்கிறேன்”.

"மிகவும் சிக்கலான சந்தேகங்களைக் கேட்கிறாய் துரைசாமி. இது நடந்து பல வருடங்கள் ஆனாலும், நினைவுகள் பசுமையாக இருக்கிறது. இந்த விடையில் பல ராணுவ இரகசியங்களும் இருக்கிறது. எந்த அளவிற்கு உன்னுடைய சந்தேகங்களை நான் தீர்க்கமுடியும் என்று யோசித்து நாளை உனக்குச் சொல்லுகிறேன். நீ நாளை மறுபடியும் வந்து என்னைப் பார்" என்றார்.

"மிக்க நன்றி துரையவர்களே, நான் நிச்சயம் நாளை வந்து தங்களைச் சந்திக்கிறேன். இன்று தங்களைச் சந்தித்தது எனக்கு மிகவும் மகிழ்ச்சியாகவும், தெம்பு அளிப்பதாகவும் உள்ளது. உங்கள் அன்பை என்றும் மறக்கமாட்டேன்" என்று கூறி துரைசாமி விடை பெற்றார்.

மறுநாள் துரைசாமி மனதில் முதல் முறையாகச் சிறிது மகிழ்ச்சியுடன் கர்னல் வெல்ஷ் அவர்களின் இருப்பிடத்திற்கு வருகிறார். அங்கு இருந்த காவலாளி அவரைக் கண்டவுடன் "வாருங்கள் துரைசாமி, நீங்கள் வருவீர்கள் என்று துரையவர்கள் கூறினார். வேறு யாரையும் உள்ளே அனுமதிக்க வேண்டாம் என்றும் எனக்கு உத்தரவு" என்றார். உள்ளே சென்ற துரைசாமியை கர்னல் வெல்ஷ் தனது தனியறைக்கு அழைத்துச் சென்றார்.

"உட்கார் துரைசாமி, நீ கேட்ட கேள்விகளையெல்லாம் இரவு முழுவதும் சிந்தித்துப் பார்த்தேன். அதில் ஒரு பகுதி சரித்திரம், ஒரு பகுதி இராணுவ இரகசியம். உன்னிடம் எப்படிச் சொல்லுவது என்று எனக்குள் தயக்கம்".

"துரையவர்களே, போர் முடிந்து பல ஆண்டுகள் ஆகிவிட்டன. சரித்திரத்தைத் தெரிவிப்பதில் தவறில்லை. ஆனால் ராணுவ இரகசியங்கள் பற்றி துரையவர்கள் தான் முடிவு செய்ய வேண்டும்".

"போர் முடிந்து பல வருடங்களாகிவிட்டது. போருக்கான எங்கள் குறிக்கோளும் நிறைவேறிவிட்டது. இனியும் அவை இரகசியங்கள் இல்லை. நான் நடந்தவை அனைத்தையும் நாட்குறிப்பாக எழுதி வைத்துள்ளேன். உன் சந்தேகங்களைத் தீர்ப்பதற்காக எனக்குத் தெரிந்தவைகளையும் கேள்விப்பட்டவைகளையும் தெரிவிப்பதில் தவறில்லை என்று நினைக்கிறேன் துரைசாமி".

"துரையவர்களே, இது தங்களுடைய பரந்த மனப்பான்மையையும், என்மீது தாங்கள் கொண்டுள்ள அன்பையும், நம்பிக்கையையும் காட்டுகிறது. அதற்கு நான் என்றைக்கும் கடமைப்பட்டுள்ளேன்" என்று கூறி துரைசாமி விடைபெற்றார்.

(கர்னல் ஜேம்ஸ் வெல்ஷ், தமது கடந்தகால நினைவுகளை துரைசாமி அவர்களிடம் பகிர்ந்துகொள்வதற்கு முன் மருதுபாண்டியர் கட்டிய காளையார் கோவில் அருள்மிகு காளீஸ்வரர் திருக்கோயில் ராஜகோபுரம், கோயில் தேர் வெள்ளோட்டம், இராணி வேலுநாச்சியாரின் வாரிசு நியமனம் ஆகிய முக்கியமான சரித்திர நிகழ்வுகளைப் பார்ப்போம்.)

மருதுபாண்டியர் கட்டிய இராஜகோபுரம்

காளையார்கோவில் 1768

காளையார்கோவில் அருள்மிகு காளீஸ்வரர் திருக்கோயிலில் குடமுழுக்கு விழா வெகு விமரிசையாகக் கொண்டாடப்பட்டது. விழாவிற்குச் சிவகங்கை மன்னர் முத்து வடுகநாதத் தேவர் வருகை புரிந்து கோவிலைப் பார்வையிட்டார்.

காளையார்கோவில் பிரம்மாண்டமான கோட்டை மதில் சுவர்களால் சூழப்பட்டு, கிழக்குப் பகுதியில் நுழைவாயில் அமைந்து அங்கு ஒரு சிறிய இராஜகோபுரம் திருக்காளீஸ்வரர் சன்னதிக்கு நேராக அமைக்கப்பட்டிருந்தது. நுழைவாயிலில் நுழைந்தவுடன் ஒரு பெரிய வெளியும் வலது ஓரத்தில் ஓர் நீர் தடாகமும் இருந்தது. அதில் தாமரை மலர்கள் பூத்திருந்தன. அந்த வெளியின் இடதுபக்கத்தில் யானை கட்டும் மண்டபமும், மடப்பள்ளியும் அமைந்திருந்தன. அந்த வெளியைத் தாண்டி கோவில் உள்ளே செல்வதற்கு ஒரு நுழைவாயில்

இருந்தது. அந்த நுழைவாயிலுக்கு நேரே திருக்காளீஸ்வரர் லிங்க வடிவில் அருகிலிருந்த விளக்கொளியில் மலர்களாலும் விபூதி, குங்குமம் மற்றும் சந்தனத்தாலும் அலங்கரிக்கப்பட்டு காட்சியளித்தார். அந்த சன்னதியில் அர்த்த மண்டபத்திற்கு முன்னே வலதுபுறம் தெற்கு நோக்கி அம்பாள் சன்னதி இருந்தது. சுற்றுப்பிரகாரத்தில் விநாயகர் மற்றும் சுப்பிரமணியர் சன்னதிகள் இருந்தன. திருக்காளீஸ்வரர் கோவிலுக்கு வலதுபுறமும், இடதுபுறமும் இரண்டு கோவில்கள் தனித்தனியாக இருந்தன. வலதுபுறம் இருந்த கோவிலில் சோமேஸ்வரர் அம்பாளுடன் இருக்கும் சன்னதியும் இடதுபுறம் இருந்த கோவிலில் சுந்தரேஸ்வரர் மீனாட்சியுடன் இருக்கும் சன்னதியும் அமைக்கப்பட்டிருந்தது. சுந்தரேஸ்வரர் சன்னதிக்கு எதிரே ஒரு பிரம்மாண்டமான நூற்றுக்கால் மண்டபம் என்று அழைக்கப்படும் ஒரு பெரிய மண்டபமும் இருந்தது. அந்த மண்டபத்தில் கோவில் விசேஷங்களும், கலை நிகழ்ச்சிகளும் நடைபெறும்.

இந்த பிரம்மாண்டமான திருக்கோவிலுக்குத் தெற்கே யானை மடுவு என்றழைக்கப்படும் ஒரு பெரிய தெப்பக்குளமும் அதன் நடுவில் ஒரு மய்ய மண்டபமும் அமைக்கப்பட்டன.

இவ்வளவு சிறப்பு வாய்ந்த குடமுழுக்கு விழாவிற்கு வருகைதந்த மன்னர் முத்து வடுகநாத தேவர் பூஜைகள் மற்றும் சுவாமி தரிசனம் முடிந்தபிறகு, கலைநிகழ்ச்சிகள் நடைபெறும் நூற்றுக்கால் மண்டபத்திற்கு வந்தார். அங்கு காளையார்கோவில் நாதஸ்வர வித்துவான் ரத்தினம் பிள்ளையின் மகள் குமாரி கௌரியின் பரதநாட்டிய நிகழ்ச்சி நடைபெற்றுக் கொண்டிருந்தது. அவருடைய

அழகிலும் முகபாவங்களிலும் நடன அசைவுகளிலும் மயங்கிய மன்னர், குமாரி கௌரியைத் திருமணம் செய்துகொள்ள விருப்பம் தெரிவித்தார்.

காளையார்கோவிலில் வைத்து மன்னர் முத்து வடுகநாத தேவர், இராணி கௌரி நாச்சியாரை மணந்துகொண்டு காளையார்கோவிலிலேயே தங்கினார்.

அப்படிக் காளையார்கோவிலில் தங்கியிருந்தபோது மன்னர் முத்து வடுகநாத தேவரும் கௌரி நாச்சியாரும் தினசரி கோயிலுக்கு வந்து அங்கிருந்த மூன்று சன்னதிகளையும் தரிசித்து வருவதை வழக்கமாகக் கொண்டிருந்தனர். மீனாட்சி சுந்தரேஸ்வரர் மீது அளவு கடந்த பக்தி கொண்டிருந்த மன்னர் தினசரி காலை மதுரை மீனாட்சி சுந்தரேஸ்வரர் கோவில் இருக்கும் திசையை நோக்கி வணங்கிய பிறகு கோவிலுக்குச் செல்லுவதை தமது வழக்கமாகக் கொண்டிருந்தார். அப்பொழுது அவருக்கு ஒரு ஆசை தோன்றியது. காளையார் கோவிலில் ஒரு உயரமான இராஜகோபுரம் கட்டி அதன் உச்சியில் இருந்து மதுரை மீனாட்சியம்மன் கோவில் கோபுரத்தைக் கண்டு வணங்கி நாட்களைத் தொடங்கவேண்டும் என்று ஆசைப்பட்டார். அவருடைய ஆசையை படைத்தளபதிகளாகவும் இராஜாங்க நிர்வாகத்தை நடத்தி வந்தவர்களுமான மருதுபாண்டியர்களிடம் தெரிவித்தார்.

தம் மன்னரின் ஆசையை உத்தரவாக மேற்கொண்ட மருதுபாண்டியர், உடனடியாகக் கோவில் கட்டிடக்கலை நிபுணர்களை (ஸ்தபதிகள்) வரவழைத்து எந்த இடத்தில் எப்படிப்பட்ட இராஜகோபுரம் கட்டவேண்டும் என்பதை ஆலோசித்து, முடிவாக சோமேஸ்வரர் சன்னதிக்கு நேராக கோட்டை மதில்சுவரைப் பிரித்து ஒரு வாசலை ஏற்படுத்தி

அங்கு ஒன்பது நிலை இராஜகோபுரத்தைக் கட்டலாம் என்று முடிவெடுத்தனர்.

இராஜகோபுரம்கட்டுவதற்குஒருபலமானஅஸ்திவாரம் போடவேண்டுமென்று அங்கிருந்த மண் பத்து முழ ஆழம் வெட்டப்படுவதற்குள் யானை மடுவு தெப்பக்குளத்தில் இருந்த நீர் ஊற்றெடுத்து அவர்கள் வெட்டியெடுத்த பள்ளத்தை நிறைத்தது. எவ்வளவு நீர் இறைத்தாலும், பள்ளத்தில் நீர் ஊறிக்கொண்டேயிருந்ததால் அவர்களால் மேற்கொண்டு வேலையைத் தொடர முடியவில்லை.

அப்பொழுது அங்கு வந்த ஒரு இஸ்லாமிய வழிப்போக்கர் கூறிய ஆலோசனையின்படி, மாட்டு வண்டிகளில் அயிரை மீன்களை பீப்பாய்களில் கொண்டுவந்து அஸ்திவரத்திற்குத் தோண்டிய பள்ளத்தில் கொட்டினர். அந்த அயிரை மீன்கள் பள்ளத்தில் இருந்த ஊற்றுக்கண்களை அடைத்துக்கொண்டன. பிறகு பள்ளத்தில் இருந்த நீரினை அகற்றி பத்து முழமே ஆழம் போதும் என்ற நிபுணர்களின் ஆலோசனையின்படி அஸ்திவாரம் போடப்பட்டது.

அந்த அஸ்திவாரத்தில் இருந்து நுழைவாயில் நிலைவரை கருங்கற்களால் கட்டப்பட்டது. அந்தப் பகுதியில் மலைகள் இல்லாததால் கருமலையிலிருந்து கற்கள்வெட்டப்பட்டுசீர்படுத்தப்பட்டுமாட்டுவண்டிகளில் காளையார்கோவிலுக்குக் கொண்டுவரப்பட்டன. கோபுரம் கட்டுவதற்கான செங்கற்கள் மானாமதுரையில் இருந்த செங்கற் சூளைகளில் தயார் செய்யப்பட்டு காளையார்கோவில் கொண்டுவரப்பட்டது. அப்படி மானாமதுரையிலிருந்து கொண்டுவரப்பட்ட செங்கற்கள் எண்ணிக்கைக்காக, ஆயிரம் கற்களுக்கு ஒரு கல்

மானாமதுரையில் தனியாக எடுத்துவைக்கப்பட்டது. அப்படி எண்ணிக்கைக்காக எடுத்துவைக்கப்பட்ட செங்கற்களைக் கொண்டுதான் மானாமதுரைக் கோவில் இராஜகோபுரம் கட்டப்பட்டதாகக் கூறப்படுகிறது.

இவ்வாறாக, காளையார்கோவில் கட்டும் பணியை மருதுபாண்டியர் நேரடியாகக் கண்காணித்து தம் வாழ்நாள் சாதனையாக செயல்படுத்தியதால் அந்தக் கோபுரத்தின்மீது மருதுபாண்டியருக்கு அளவுகடந்த ஈடுபாடு உண்டானது.

இராணி வேலுநாச்சியாரின் வாரிசு

சிவகங்கை அரண்மனை 1789

சிவகங்கை அரண்மனையின் அந்தப்புரத்தில் இராணி வேலுநாச்சியார் வயது முதிர்வாலும், உடல்நலக் குறைவாலும் மிகவும் தளர்வாக இருந்தார். அருகில் மருதுபாண்டியர், மந்திரி பிரதானிகள், தளபதிகள் மற்றும் உறவினர்கள் அனைவரும் இருந்தனர். சமஸ்தான புரோகிதர் வைத்தியும் அங்கு வந்திருந்தார். அவர்கள் அனைவரையும் இராணி வேலுநாச்சியார்தான் வரவழைத்திருந்தார்.

இராணி வேலுநாச்சியார் பேசினார், "எனக்கு முடிவு காலம் நெருங்கிவிட்டதாக உணர்கிறேன். எனக்குப் பிறகு இந்த சிவகங்கை சமஸ்தானத்தை ஆள்வதற்கு முறையான, தகுதியானவரை கலந்து ஆலோசித்து தேர்ந்தெடுக்கத்தான் உங்களை எல்லாம் வரவழைத்தேன். எனக்கோ, ஆண் வாரிசு கிடையாது. எனக்குப் பிறகு பட்டம் சூட்டிக்கொண்டு சிவகங்கை சமஸ்தானத்தைத்

திறம்பட ஆட்சிசெய்யத் தகுதியானவரைத் தேர்ந்தெடுத்து என் காலத்திலேயே நியமித்துவிட்டால், எனக்குப் பிறகு பிரச்சினை வராது. எதற்கும் உங்கள் கருத்துக்களைத் தெரிந்துகொண்டு முடிவெடுக்கலாம் என்று எண்ணுகிறேன். மந்திரி தாண்டவராயன் பிள்ளைதான் மாமன்னர் முத்துவடுகநாதருக்கும், எனக்கும் அனைத்து விவகாரங்களிலும் சரியான ஆலோசனை அளித்து வந்தவர். முதலில் அவருடைய கருத்தைச் சொல்லட்டும்" என்றார்.

மந்திரி தாண்டவராயன் பிள்ளை எழுந்து, "மகாராணி அவர்களே, தங்களுக்கு ஆண் வாரிசு இல்லை என்பது உண்மைதான். தங்கள் கணவர் மாமன்னர் முத்துவடுகநாதர் காளையார்கோவிலில் கும்பினியாரால் சுட்டுக்கொல்லப்பட்டார். உங்களையும் என்னையும் பாதுகாக்க வேண்டி திண்டுக்கல் அழைத்துச்சென்று, மன்னர் ஹைதர் அலியிடம் உதவி கேட்டு, உள்நாட்டிலேயும் படைதிரட்டி, மீண்டும் போர்தொடுத்துச் சிவகங்கைச் சீமையைக் கைப்பற்ற மருதுபாண்டியர் நமக்கு உதவினார்கள். இன்று வரை தங்கள் ஆட்சியில் நாட்டைத் திறம்பட நடத்திவரும் மருதுபாண்டியர் தங்களுக்கு மகன்கள் போலத்தான் என்று கருதுகிறேன். ஆகவே, தங்களுக்குப்பின் மருதுபாண்டியரே ஆட்சிப்பொறுப்பை ஏற்றால் சிவகங்கை மேலும் செழித்து வளரும், பாதுகாப்பாகவும் இருக்கும் என்பது என் எண்ணம்" என்றார்.

உடனே, புரோகிதர் வைத்தி குறுக்கிட்டு, "குறுக்கிடுவதற்கு மன்னிக்கவும் மகாராணி. மந்திரி சொல்லுவது, சாஸ்திரத்திற்கும், சம்பிரதாயத்திற்கும்

விரோதமானது. மருதுபாண்டியர் அரச குலத்தைச் சேர்ந்தவர்கள் இல்லை. ஆகவே, அரச பொறுப்பை அவர்களுக்குக் கொடுப்பது முறையல்ல. தங்களுக்கு இருப்பது ஒரே பெண் வாரிசு. சாஸ்திரப்படி பெண் வாரிசு பட்டத்திற்கு வரமுடியாது" என்றார்.

உடனே, தாண்டவராயன் பிள்ளை, "அப்படி பெண்களுக்கு உரிமை இல்லை என்றால், எப்படி நம் மகாராணி அரச பட்டத்திற்கு வந்தார்?" என்று கேட்டார்.

அதற்கு புரோகிதர் வைத்தி, "சாஸ்திரப்படி மன்னர் இறந்தால் அவருடைய மனைவி இராணி ஆகலாம். ஆனால் மகள் பட்டத்திற்கு வரமுடியாது. அந்த பட்சத்தில் மறைந்த மன்னருடைய நெருங்கிய உறவினர்களில் ஒருவரைத்தான் மன்னராகத் தேர்ந்தெடுக்க வேண்டும். அதுதான் சாஸ்திரம். அப்படிப் பார்க்கும் பட்சத்தில் மன்னர் முத்துவடுகநாதத் தேவரின் சகோதரரின் மகன் படமாத்தூர் பெரிய உடையாத் தேவர்தான் தங்களுக்குப் பிறகு மன்னராகப் பட்டம் சூட்டத் தகுதியானவர்" என்றார்.

அதற்கு இராணி வேலு நாச்சியார், "புரோகிதரே, சாஸ்திர சம்பிரதாயம் ஒருபுறம் இருக்கட்டும். நாட்டின் நலனும் பாதுகாப்பும்தான் நமக்கு முக்கியம். கும்பினியார் நம்மை எப்போது தாக்கலாம் என்று காத்துக்கொண்டு இருக்கிறார்கள். நாட்டில் கொள்ளையர்களையும் அடக்க வேண்டியிருக்கிறது. நிர்வாகத்திறமையும் வேண்டும். மேலும், மந்திரி தாண்டவராயன் பிள்ளை சொன்னது போல மருதுபாண்டியரும் எனக்கு பிள்ளைகள் போலத்தான். என்னைத் தாயாகப் பாவித்து என் சொற்படி நாட்டை நிர்வகித்து வருகிறார்கள். ஆகவே,

எனக்கு மந்திரி தாண்டவராயன் பிள்ளை கூறியதுதான் சரி எனப்படுகிறது. எனக்குப் பிறகு மருதுபாண்டியர்தான் இந்த சிவகங்கைச் சீமையை ஆளவேண்டும் என்பதுதான் என் விருப்பமும்" என்றார்.

உடனே, பெரியமருது எழுந்து, "மகாராணி அவர்களே, இதுவரை நாங்கள் தங்கள் சொல்லுக்கு மறுவார்த்தை கூறியதில்லை. என் கருத்தைக் கூறுவதற்கு என்னை அனுமதிக்க வேண்டும். இந்த சிறப்பான சிவகங்கை பூமியைத் தங்கள் வாரிசுதான் ஆள வேண்டும். நாங்கள் ஊழியர்கள். எப்பொழுதும் தங்கள் வாரிசுக்கு உதவியாக இருப்போம். எங்களைப் பொறுத்தமட்டில் வாரிசில், ஆண் வாரிசு, பெண் வாரிசு என்று எந்த வேற்றுமையும் இல்லை. பெண்களால் எதையும் சாதிக்க முடியும் என்று நீங்கள் நிரூபித்து விட்டீர்கள். புலிக்குப் பிறந்தது பூனையாகுமா? தங்கள் மகள் வெள்ளச்சி நாச்சியார் எந்த விதத்திலும் நாட்டை ஆள்வதற்குக் குறைந்தவர் அல்ல. ஆண், பெண் என்று வித்தியாசம் பாராமல் தங்கள் வாரிசாக இளவரசி வெள்ளச்சி நாச்சியாரையே இராணியாக அறிவித்து, அவர் கணவர் வெங்கம் உடையணத் தேவரை மன்னராக அறிவிக்க வேண்டும் என்பதுதான் எங்களது விருப்பம். நாங்கள் எப்பொழுதும் போல சிறுவயலில் இருந்து நாட்டின் பாதுகாப்பையும், நிர்வாகத்தையும் அவர்களுக்கு உதவியாக இருந்து கவனித்து வருகிறோம். அதுதான் சரி என எங்களுக்குப்படுகிறது" என்றார்.

மந்திரி தாண்டவராயன் பிள்ளை, "பெரியமருது கூறுவதும் சரிதான். புரோகிதர் கூறியபடி அரச குலத்தைச் சேர்ந்தவரையே மன்னராக்குவோம். பெண் வாரிசுக்கும் சம உரிமை உண்டு என நிலைநாட்டுவோம்" என்றார்.

இராணி வேலுநாச்சியாரும், "உங்கள் விருப்பம் அதுவானால் அப்படியே செய்யுங்கள். பட்டம் சூட்டும் விழாவிற்கு ஏற்பாடு செய்யுங்கள், இது என் உத்தரவு" என்றார்.

உடனே புரோகிதர் வைத்தி, "இது சாஸ்திரத்திற்கு மாறான செயல் இதை ஒப்புக்கொள்ள என் மனம் இடம் கொடுக்கவில்லை" என்று கூறி அங்கிருந்து வெளியேறினார். அவருடன் மற்ற உறவினர்களும் வெளியேறினார்கள்.

கோவில் தேர் வெள்ளோட்டம்

காளையார்கோவில் – 1792

மருதுபாண்டியர் சிவகங்கைச் சீமையின் ஆட்சிப்பொறுப்பில் நாட்டைப் பாதுகாத்து சீரமைத்து ஆட்சி செலுத்தியதுடன் தர்ம கைங்கரியங்களிலும் கவனம் செலுத்தினர். அவர்கள் தங்களது செயல்பாடுகளில் தலையானதாகவும் சிறப்பானதாகவும் கருதியது காளையார்கோவில் இராஜ கோபுரத்தை தமது நேரடி மேற்பார்வையில் கட்டியதாகும். அந்த இராஜகோபுரத்தைக் கட்டிமுடித்து அதன்மேல் சுதைகள் எனப்படும் சிற்பங்கள் அமைக்கும் பணிக்கான ஆலோசனை நடைபெற்றுக்கொண்டிருக்கும்போதே ஆற்காட்டு நவாபின் படைகளும், கும்பினியாரின் படைகளும் சிவகங்கையை தாக்கத் தொடங்கின. அதனால் அந்த இராஜகோபுரத்தில் சிற்பங்கள் அமைக்கப்படாமலேயே, அவசர அவசரமாக முடிக்கப்பட்டு குடமுழுக்கு செய்யப்பட்டது.

அந்தப் போருக்குப் பின்னர், மருதுபாண்டியர், இராணி வேலுநாச்சியாருடன் நாட்டை விட்டு வெளியேறி,

விருப்பாச்சிக்குச் சென்று எட்டு ஆண்டுகள் அங்கே தங்கியிருந்து பின்னர், விருப்பாச்சி மன்னர் கோபால நாயக்கருடன் இணைந்து மன்னர் ஹைதர் அலியின் படைகளைச் சேர்த்து மீண்டும் சிவகங்கையைத் தாக்கி கைப்பற்றி ஆட்சிபுரிந்தனர். மருதுபாண்டியர் சந்தர்ப்பம் கிடைக்கும்போதெல்லாம் காளையார்கோவிலுக்குச் சென்று அதன் இராஜகோபுரத்தையும், மூன்று சன்னதிகளையும் தரிசித்து வந்தனர்.

அப்படி ஒருமுறை காளையார்கோவிலுக்கு வந்திருந்தபோது, கோவில் குருக்கள் அவர்களிடம் கோவில் தேர் மிகவும் பழுதடைந்து இருப்பதாகவும், இந்த வருடம் திருவிழாவிற்கு தேரை ஓட்ட முடியாமல் இருப்பதாகவும், மருதுபாண்டியர் புதியதாக ஒரு தேர் செய்து, காளையார் கோவிலுக்கு வழங்கவேண்டுமென்று வேண்டி கேட்டுக்கொண்டார்.

உடனடியாக பெரியமருது, மாலைகண்டான் கிராமத்திலுள்ள தேர் செய்யும் கலைஞர் குப்புமுத்து ஆசாரியை வரவழைத்து, புதிதாகத் தேர் செய்யவேண்டுமென்றும், அது சிறப்பாக அமையவேண்டும் என்றும் பணித்தார். அதன்படி, குப்புமுத்து ஆசாரியும், அவரது மகன் இலட்சுமண ஆசாரியும் தேர் செய்வதற்கு ஏற்ற வாகை, இலுப்பை மற்றும் மருத மரங்களை தேர்வு செய்து வெட்டிக் கொண்டுவர ஆட்களை அனுப்பினர்.

திருப்புவனத்தில் வைகைக் கரையிலிருந்த ஒரு பெரிய மருதமரம் தேர் செய்வதற்காகத் தேர்வு செய்யப்பட்டு அதை வெட்ட ஆட்கள் அனுப்பப்பட்டனர். ஆனால், அங்கிருந்த ஒரு முதியவர் மக்களைச் சேர்த்துக்கொண்டு

அந்த மரத்தை வெட்டவிடாமல் தடுத்தார். இந்தச் செய்தி சின்னமருதுவை அடைய அவர் விரைந்து அங்கு வந்து அந்த முதியவரிடம், "இந்த மரத்தை தேர் செய்வதற்குத்தானே வெட்டப்போகிறார்கள், நீங்கள் எதற்காக தடுக்கிறீர்கள்?" என்று கேட்டார். அதற்கு அந்த முதியவர், "அரசே, இது மருதமரம். எங்கள் அரசர் மருதுவின் பெயர்கொண்டது. அதை எங்கள் அரசரைப்போல் பாதுகாத்து மதித்து வருகிறோம். அதை வெட்டவேண்டுமென்றால், எங்களை முதலில் வெட்டிவிட்டு, பிறகு மருதமரத்தை வெட்டுங்கள்" என்றார். அதைக்கேட்ட சின்னமருது, மனம் நெகிழ்ந்து, அந்த முதியவரை கட்டித்தழுவி, "ஐயா, இந்த மரம் மட்டுமல்ல, வேறு எங்கும் மருதமரத்தை வெட்டக்கூடாது என்று உத்தரவிடுகிறேன்" என்று கூறி விடைபெற்றார். அதிலிருந்து சிவகங்கைச் சீமையில் தேர் செய்வதற்காக மருதமரங்களைத் தவிர்த்து, வாகை மற்றும் இலுப்பை மரங்கள் மட்டும் பயன்படுத்தப்பட்டன.

காளையார்கோவில் தேர் வெகு விரைவில் சிறப்பாக செய்துமுடிக்கும் தருவாயிலிருந்தது. தேர்ச்சிற்பங்கள் வெகு நேர்த்தியாகவும் அழகாகவும் அமைந்திருந்தன. குப்புமுத்து ஆசாரி தன் முழு கவனத்தையும் சிற்பங்கள் செதுக்குவதிலேயே செலுத்தியதால், தேரின் அச்சு கோர்க்கும்போது, அவரை அறியாமல் அதில் ஒரு ஒச்சம் ஏற்பட்டது. அதைக் கவனிக்காமல் தேர் வெள்ளோட்டத்திற்கு நாள் நேரம் குறிக்கப்பட்டு, மருதுபாண்டியருக்கும் நாட்டு மக்களுக்கும் தெரிவிக்கப்பட்டது.

தேர் வெள்ளோட்டத்திற்கு முந்தைய நாள் காளையார்கோவிலுக்கு மருதுபாண்டியரும் அவருடைய

விருந்தினர்களாக, பாஞ்சாலங்குறிச்சி மன்னர் கட்டபொம்மு நாயக்கரும் அவர் தம்பி குமாரசுவாமி என்கிற ஊமைத்துரையும் வந்திருந்தனர்.

தேர் வெள்ளோட்டத்திற்கு முந்தையநாள் தேரின் அமைப்பினைப் பார்வையிட வந்த குப்புமுத்து ஆசாரியின் கண்களில் அப்பொழுதுதான் அந்தத் தேரின் அச்சிலிருந்த ஒச்சம் தென்பட்டது. அதைக்கண்டதும் பதறிப்போன ஆசாரி, தன் மகன் இலட்சுமண ஆசாரியிடம், “இந்த ஒச்சத்தை நாம் எப்படி கவனிக்காமல் போனோம்?”, இது மிகவும் ஆபத்தானது. தேர் வேகமாக விசையுடன் இழுக்கப்படும்போது, தேரைத் திருப்ப சக்கரத்தில் முட்டுக்கட்டை கொடுக்கும்போது, தேரின் அச்சு முறிந்து தேர் குடைசாய வாய்ப்பிருக்கிறது. தேர் வெள்ளோட்டத்தில் தேரின்மீது சுவாமிக்கு பதில் நம் நாட்டு மன்னரை அமரவைத்துத் தேரை இழுப்பதுதான் நமது சம்பிரதாயம். அப்படி மருதரசர் தேரின்மீது இருக்கும்போது, தேர் குடைசாய்ந்தால் மருதரசரின் உயிருக்கேஆபத்துஏற்படும்.அதற்குநாம்இடங்கொடுக்கக் கூடாது. தேர் வெள்ளோட்டத்திற்கான அனைத்து ஏற்பாடுகளும் செய்யப்பட்டு, மக்களும் விருந்தினர்களும் குவிந்திருக்கிறார்கள். தேர் வெள்ளோட்டத்தை நிறுத்தமுடியாது. நாம் என்ன செய்வது?” என்று கலங்கி நின்றார். “எதற்கும் காளீசுவரர் எனக்கு வழிசொல்வார். என்ன நடக்கிறது என்று பார்ப்போம்” என்றார்.

மறுநாள் தேர் வெள்ளோட்டத்திற்கு முன் மருதுபாண்டியரும் விருந்தினர்கள் கட்டபொம்மன் மற்றும் ஊமைத்துரையும் தேரிருக்கும் இடத்திற்கு வந்தனர். தேரையும் அதிலுள்ள சிற்பங்களையும் கண்ட

கட்டபொம்மன், “இதுபோன்ற அழகிய வேலைப்பாடுகள் கொண்ட தேரை, நான் இதுவரை கண்டதில்லை. இந்த தேரைச் செய்த ஆசாரியாரை சந்தித்துப் பாராட்டவேண்டும்” என்றார். உடனே பெரியமருது, அருகிலிருந்த குப்புமுத்து ஆசாரியை அழைத்து, “இவர்தான் இந்த சிறப்பான தேரைச் செய்த ஆசாரி” என்றார். கட்டபொம்மன் குப்புமுத்து ஆசாரியிடம், “இந்தத் தேர் மிகவும் சிறப்பாக அமைந்திருக்கிறது. சிற்பங்கள் கலைநயத்துடன் அமைக்கப்பட்டிருக்கின்றன. அதற்காக எவ்வளவு பாராட்டினாலும் தகும்” என்றார். உடனே பெரியமருது, “இந்த அழகிய தேரை விரைவாகவும் சிறப்பாகவும் செய்த உங்களை நான் மனமாரப் பாராட்டுகிறேன். இதற்காக உங்களுக்கு ஏதாவது கைம்மாறு செய்யவேண்டுமென்று விரும்புகிறேன். உங்களுக்கு என்ன வேண்டுமென்று கேளுங்கள். அதைத் தர சித்தமாக இருக்கிறேன்” என்றார். அதற்கு குப்புமுத்து ஆசாரி, “அரசே, என் மனதில் ஒரு ஆசை தோன்றியிருக்கிறது. அதை நான் தங்களிடம் கூறினால், தாங்கள் மறுக்கவோ, கோபப்படவோ கூடாது. அப்படி உறுதியளித்தால் என்னுடைய ஆசையைக் கூறுகிறேன்” என்றார். பெரியமருது, “இவ்வளவு திறமையும் சிறப்பையும் கொண்ட உங்களது ஆசையை நிறைவேற்றுவது எனது கடமை என்று நினைக்கிறேன். அது எதுவாக இருந்தாலும் கோபப்படமாட்டோம். நீங்கள் தாராளமாக உங்களுக்கு வேண்டியதைக் கேட்கலாம்” என்றார்.

கலங்கிய கண்களுடன் சற்றுத் தயங்கி நின்ற குப்புமுத்து ஆசாரி, “அரசே, எனக்கு பொன்னோ, பொருளோ வேண்டாம். என் தகுதிக்கு மீறிய ஆசை எனக்கு இருக்கிறது. அதை நீங்கள் அவசியம்

நிறைவேற்றித்தர வேண்டும். இது என் தாழ்மையான வேண்டுகோள்" என்றார்.

பெரியமருது, "ஆசாரியாரே, உங்கள் ஆசை எதுவாக இருந்தாலும், நான் அதை நிறைவேற்றித்தருவேன். இது உறுதி" என்றார்.

குப்புமுத்து ஆசாரி, தன் இருகைகளையும் ஏந்தி, "அரசே, தேர் வெள்ளோட்டத்தில் சுவாமிக்கு பதில் தேர்மீது இந்த நாட்டு மன்னரை அமரவைத்து தேர் இழுப்பது நம் வழக்கம். இன்றைய தேர் வெள்ளோட்டத்தில் நான் சிவகங்கை மன்னராக தேரில் அமர்ந்து பவனிவர வேண்டும் என விரும்புகிறேன். எனக்கோ வயதாகிவிட்டது. இதற்கு மேல் மற்றும் ஓர் தேர் செய்யத் தெம்பில்லை. ஆகவே, இறுதியாக இந்தத் தேர் வெள்ளோட்டத்தில் என்னை சிவகங்கை மன்னராக அறிவித்து, நான் இந்தத் தேரில் அமரந்து பவனிவர தாங்கள் உத்தரவு கொடுக்கவேண்டும். தாங்கள் தயவுகூர்ந்து இன்று ஒருநாள் மட்டும் என்னை சிவகங்கை மன்னராக அறிவிக்கவேண்டும். இதுதான் என் ஆசை" என்றார்.

இதைச் சற்றும் எதிர்பார்க்காத மருதுபாண்டியரும் மற்றவர்களும் அதிர்ச்சியடைந்தனர். அருகிலிருந்த நைனியப்பன் சேர்வை, "எவ்வளவு தைரியமிருந்தால் அரசரிடமே, உன்னை இந்த நாட்டின் அரசராக்கும்படி கேட்பாய். உன் தலையை இப்போதே வெட்டிவிடுகிறேன். அரசே, எனக்கு உத்தரவு கொடுங்கள்" என்று வெகுண்டார்.

ஆனால் பெரியமருது, அமைதியாக, "பொறு நைனியப்பா, ஆசாரியாருடைய ஆசையை நிறைவேற்றுவதாக நான் உறுதியளித்திருக்கிறேன். அது எதுவாக இருந்தாலும் நான் நிறைவேற்றியே

ஆகவேண்டும். அதுதான் அவரது கலைத்திறமைக்கு நாம் கொடுக்கும் மரியாதை" என்று கூறி, தன் தலைப்பாகையை எடுத்து குப்புமுத்து ஆசாரியின் தலையில் வைத்து, இன்றைய தேர் வெள்ளோட்டத்திற்கு உங்களை சிவகங்கையின் மன்னராக அறிவிக்கிறேன். இப்பொழுது முதல் தாங்கள்தான் சிவகங்கை மன்னர். தங்களை மன்னராக இந்தத்தேரின் மேல் நானே ஏற்றிவிடுகிறேன். இதில் எனக்கு மகிழ்ச்சிதான்" என்றார்.

பெரியமருதுவின் உத்தரவின்படி, குப்புமுத்து ஆசாரி சிவகங்கை மன்னராக அறிவிக்கப்பட்டு, தேரின் மீது ஏற்றி சிம்மாசனத்தில் அமரவைக்கப்பட்டார். அங்கு கூடியிருந்த மக்கள் கூட்டம் உற்சாகத்துடன் தேரை வடம்பிடித்து இழுத்தனர்.

தேரோடும் வீதியில் தென் கிழக்கு மூலையில் முதல் திருப்பத்தில் தேர் திருப்பப்பட்டபோது, எந்தவித அசம்பாவிதமும் நிகழவில்லை. தென்மேற்கு மூலையில் தேர் திரும்பியபோது, அச்சுப்பகுதியிலிருந்து சிறிது சத்தம் வந்தது. வட மேற்கு மூலையில் தேர் திரும்பும்போது, அச்சிலிருந்து வந்த சத்தம் அதிகமாகக் கேட்டது. தேரும் குலுங்கியது. பிறகு இறுதியாக வடகிழக்கு மூலையில் தேர் திரும்பியவுடன் தேர் நிற்கும் நிலைக்கு வந்துவிடும் என்பதால் மக்கள் ஆரவாரத்துடன் தேரை வேகமாக இழுத்து திருப்புவதற்காக தேர் சக்கரத்தில் முட்டுக் கட்டையைக் கொடுத்தபோது, தேரின் அச்சு முறிந்து தேர் குடைசாய்ந்தது. தேர் கவிழ்ந்ததால் அதன்மேலிருந்த குப்புமுத்து ஆசாரி கீழே விழுந்து, அவர்மீது தேரின் தலையலங்காரம் விழுந்து அவரை நசுக்கியது.

அதைக்கண்ட மருதுபாண்டியரும் மற்றவர்களும் விரைந்து ஓடி தலையலங்காரத்தை அகற்றி, குப்புமுத்து ஆசாரியைக் குற்றுயிரும் குலைஉயிருமாக வெளியே எடுத்துக் கிடத்தினர்.

அருகில் வந்த பெரியமருதுவிடம் இறக்கும் தருவாயிலிருந்த குப்புமுத்து ஆசாரி, “அரசே, என்னை மன்னிக்கவேண்டும். நான் செய்த தேரின் அச்சில் ஒரு ஒச்சம் இருந்ததை நான் கவனிக்கத் தவறியதால், தேர் வெள்ளோட்டத்தின்போதே குடைசாயும் என்பது நேற்றுதான் எனக்குத் தெரியும். தேர் வெள்ளோட்டத்தையும் நிறுத்தமுடியாது. அதே சமயம் எங்கள் மன்னராகிய தாங்கள் தேரின்மீது இருந்தால் தங்கள் உயிருக்கும் ஆபத்து என்பதால்தான் நான் தங்களிடம், இன்று என்னை மன்னராகத் தேரின்மீது அமரவைக்க வேண்டி கேட்டுக்கொண்டேன். தவறு என்னுடையது என்பதால், அதற்கான தண்டனையை நான்தான் பெற்றுக்கொள்ளவேண்டும். தாங்கள் என்னை மன்னிக்கவேண்டும்” என்று கூறிக்கொண்டே கண்களை மூடினார்.

இந்த சம்பவத்திற்குப் பிறகு மருதுபாண்டியர் குப்புமுத்து ஆசாரியார் குடும்பத்திற்கு மாலைகண்டான் கிராமத்தையும், வேறு சில நிலங்களையும் தானமாக எழுதிக் கொடுத்தனர்.

தம் மன்னரின் உயிரைக்காக்க தன்னுயிரை ஈந்த குப்புமுத்து ஆசாரியின் தியாகத்தைக் கண்ட கட்டபொம்மனும், ஊமைத்துரையும் மிகுந்த ஆச்சரியமடைந்தனர். அவர்கள் மருதுபாண்டியரின் விருந்தோம்பலைக் கண்டு, வியந்து அவர்களுடன்

பத்து நாட்கள் தங்கியிருந்து ஒன்றாக வேட்டை, விளையாட்டு மற்றும் கேளிக்கைகளில் ஈடுபட்டு, ஒரு குடும்பமாகப் பழகினர். அப்பொழுது சின்னமருது, ஊமைத்துரையுடன் மிக நெருக்கமாகப் பழகி அவருடன் சைகையில் பேசப் பழகிக்கொண்டார். ஊமைத்துரை, தன் குறைபாட்டை மறந்து போர்கலைகளில் தன் திறமையை நிரூபித்துக் காட்டினார். அதை மெச்சிய சின்னமருது, ஊமைத்துரையின்மேல் மிகுந்த அன்பும் பாசமும் கொண்டிருந்தார். அதற்குப்பிறகு, பலமுறை சின்னமருது பாஞ்சாலங்குறிச்சிக்கு விருந்தினராகச் சென்று ஊமைத்துரையுடன் நெருக்கமான நண்பராகப் பழகிவந்தார்.

கும்பினியாரின் சதியாலோசனை

மதுரை – 1793

கர்னல் ஜேம்ஸ் வெல்ஷ், தமது கடந்தகால நினைவுகளை துரைசாமி அவர்களிடம் பகிர்ந்து கொள்கிறார்.

"சுமார் 25 வருடங்களுக்கு முன் மதுரையில் உயர்மட்ட ஆங்கிலேய ராணுவ கிழக்கிந்தியக் கும்பினி அதிகாரிகள் ஒரு முக்கியமான ஆலோசனைக் கூட்டத்தைக் கூட்டியிருந்தார்கள். அதில் கலெக்டர் ஜாக்ஸன், கர்னல் அக்னியூ, கர்னல் இன்ஸ், மெக்காலே, மேஜர் ஷெப்பர்ட் உள்ளிட்ட பல உயர் அதிகாரிகள் கலந்துகொண்டனர். அந்தக் கூட்டத்தில் வெல்ஷ்ஷும் கலந்துகொண்டார்.

அப்போது கலெக்டர் ஜாக்ஸன் பேசினார். "இங்கு நான் ஆங்கிலேய அரசாங்கத்தின் பிரதிநிதியாகவும், நீங்கள் அனைவரும் கும்பினிப் படையின் ராணுவ அதிகாரிகளாகவும் கூடியிருக்கிறீர்கள். இங்கிலாந்தில் இருந்து வந்த ஒரு முக்கிய உத்தரவு தொடர்பாக இந்த ஆலோசனைக் கூட்டத்தைக் கூட்டியிருக்கிறேன். இந்த ஜம்பு தீபகற்பத்தில் (வடக்கே விந்திய மலையில்

இருந்து மற்ற மூன்று புறமும் கடல் சூழ்ந்த இடம்) அநேகமாக எல்லா நாடுகளும் ஆங்கிலேயர் ஆட்சிக்கு உட்பட்டு வந்துவிட்டது. ஆனால், ஒரு சில குறுநில மன்னர்கள் மட்டும் நமக்கு இடங்கொடுக்காமல் எதிர்த்து வருகின்றனர். அவர்களையும் எந்த வழியிலாவது ஆங்கிலேய அரசாங்கத்தின் கட்டுப்பாட்டிற்குள் கொண்டுவர வேண்டும் என்பது ஆங்கிலேய அரசாங்கத்தின் ஆணை" என்றார்.

"அப்படி யார் யாரெல்லாம் நமக்கு எதிராகப் புரட்சி செய்கிறார்கள் என்று குறிப்பிட்டு சொல்ல முடியுமா? கலெக்டர் துரை அவர்களே," என்றார் கர்னல் அக்னியூ.

"நம்மை எதிர்க்கும் சிலரையும் குறிப்பிடுகிறேன், மற்றும் நம்மோடு நட்புடன் இருந்து கொண்டே சுதந்திரமாக இருக்க விரும்புபவர்களையும் நமது கட்டுப்பாட்டிற்குள் கொண்டுவர வேண்டும்" என்று கலெக்டர் ஜாக்ஸன் கூறினார். "குறிப்பாகச் சொல்ல வேண்டுமென்றால், நெற்கட்டுச்செவல் பூலித்தேவன், பாஞ்சாலங்குறிச்சி கட்டபொம்மு நாயக்கர், விருப்பாச்சி கோபாலநாயக்கர், கரூர் தீரன் சின்னமலை, மலைநாட்டின் கேரளவர்மன், மராட்டியத்தின் துந்தாஜி வாக் போன்ற குறுநில மன்னர்களும், ஹைதர் அலி, ராமநாதபுரம் மன்னர் ஆகியோர், நமக்கு அடிபணிந்து கப்பம் கட்ட மறுக்கிறார்கள். சிவகங்கையில் மருதுபாண்டியர் நம்முடன் நட்பாக இருந்துகொண்டு அவர்கள் சீமை நம்மைப் போரில் வென்று அடைந்த பூமி என்றும், அதனால் அவர்கள் நமக்கு அடிபணிய மறுக்கிறார்கள். நம் அரசாங்கம் நமக்குக் கொடுத்த பணி, இவர்கள் அனைவரது நாடுகளையும் நம் கட்டுப்பாட்டுக்குள் கொண்டுவந்து வரி

மற்றும் கிஸ்தி வசூலித்து நம் நாட்டிற்கு அனுப்பவேண்டும் என்பதே எனக்கு கொடுக்கப்பட்ட உத்தரவு" என்றார்.

"இவர்கள் அனைவருடனும் போரிட்டு வெல்லும் அளவுக்கு நமக்கு படைபலம் இல்லை என்பதை நாம் கருத்தில் கொள்ளவேண்டும்" என்று மேஜர் ஷெப்பர்ட் குறுக்கிட்டார்.

"நாம் இவர்கள் அனைவருடனும் ஒரே சமயத்தில் போரிடப் போவதில்லை மேஜர் ஷெப்பர்ட். நமது ராஜதந்திரங்களைப் பயன்படுத்தி எதிரிகளை வீழ்த்துவோம். பிரித்தாளுவது நமக்குக் கைவந்த கலை. ஆற்காடு நவாப் போன்றவர்களின் சபலத்தையும், பேராசையையும் பயன்படுத்தி அவருடைய படைகளை நம்முடன் சேர்த்துக்கொண்டோம். மேலும், பணத்தாசை காட்டி பல உள்நாட்டு மக்களையும் நம் படைகளில் சிப்பாய்களாக சேர்த்துக்கொண்டோம். தொண்டைமான், எட்டையபுரத்தார் போன்ற விசுவாசிகளின் படைகளும் நமக்கு ஆதரவாக உள்ளன. மேலும், தேவைப்பட்டால் இலங்கை, பர்மா மற்றும் மலேயா நாட்டுப் படைகளையும் நமக்கு ஆதரவாக வரவழைத்துக் கொள்ளலாம். நம்முடைய குதிரைப் படை, பீரங்கிகள் மற்றும் துப்பாக்கிகளுக்கு முன் அவர்களால் ஈடு கொடுக்க முடியாது" என்றார் கலெக்டர் ஜாக்ஸன்.

அப்போது லெப்டினென்ட் வெல்ஷ் குறுக்கிடுகிறார். "குறுக்கிடுவதற்கு மன்னிக்கவும் துரையவர்களே, தாங்கள் கூறிய அனைத்தும் சேர்ந்தாலும் பாஞ்சாலங்குறிச்சி கட்டபொம்மு நாயக்கரையும், மருது பாண்டியரையும் போரில் வீழ்த்த முடியாது என்பதே என் தாழ்மையான கருத்து".

உடனே கர்னல் அக்னியூ, "உன்னுடைய கருத்து தவறானது வெல்ஷ். நம்முடைய ஆயுத பலத்தையும், தந்திரங்களையும், முழுமையாகப் பயன்படுத்தினால் அவர்கள் அனைவரையும் வெல்லலாம். அவர்களுடன் உள்ளவர்கள் பலர் பணத்திற்காகவும், பதவிக்காகவும், மதுவிற்கும் ஆசைப்பட்டு அவர்களுக்கு எதிராக நமக்கு உதவத் தயாராக இருக்கிறார்கள். இப்பொழுதே நம்முடைய படையில் அவர்களது ஆட்கள் பலர் பணத்திற்காகச் சேர்ந்துள்ளனர். ஆகவே, நாம் அவர்களை ஒவ்வொருவராக வீழ்த்துவோம். அவர்களை ஒன்று சேர விடக்கூடாது" என்றார்.

மற்ற ராணுவ அதிகாரிகளும் அவர் கருத்தை ஆமோதித்தனர்.

கலெக்டர் ஜாக்ஸன், "நமது முதல் குறி பூலித்தேவன் நாடு. நெற்கட்டுச்செவல் பூலித்தேவன் மாபெரும் வீரனாக இருந்தாலும், அவருக்கு உதவியாகப் போரிட மற்ற குறுநில மன்னர்கள் தயங்குவார்கள். ஆகவே, நெற்கட்டுச்செவல் நாட்டை முதலில் கைப்பற்றுவோம். அது சிறிய நாடாக இருப்பதால் அதிக படைகள் தேவைப்படாது" என்றார்.

"தாங்கள் கூறுவது சரியான யோசனை கலெக்டர் அவர்களே. நாம் முதலில் பூலித்தேவனின் நெற்கட்டுச்செவல் நாட்டைக் கைப்பற்றுவோம். நமது அடுத்த குறி பாஞ்சாலங்குறிச்சி" என்றார் கர்னல் அக்னியூ.

திருநெல்வேலி 1797

பாளையங்கோட்டை ராணுவ முகாமில் மீண்டும் ஒரு சதி ஆலோசனை.

ஆங்கிலேயர், அவர்களுடைய திட்டத்தின்படி நெற்கட்டுச்செவல் நாட்டைத் தாக்கினர். பல தமிழ் வரலாற்று மரபுகளின்படி, கோட்டை வீழ்ந்தபோது பூலித்தேவர் சில நம்பிக்கையுள்ள உடனிருந்தவர்களுடன் மேற்கு தொடர்ச்சி மலைகள் நோக்கி தப்பிச் சென்று அங்கு மறைவாக வாழ்ந்ததாக கூறப்படுகிறது. அதன் பிறகு அவரைப் பற்றிய தகவல்கள் வரலாற்றுப் பதிவுகளில் காணாமல் போகின்றன. இதுவே ஆங்கிலேயரை எதிர்த்து தமிழர்களால் போரிடப்பட்ட முதல் போர். ஆனால், அந்தப் போர் பூலித்தேவர் தன் நாட்டைத் தற்காத்துக்கொள்ள நடத்தப்பட்டது.

கர்னல் அக்னியூ, கர்னல் இன்ஸ், மேஜர் ஷெப்பர்ட் மற்றும் பல உயர் ராணுவ அதிகாரிகளுடன் கலெக்டர் ஜாக்ஸன் ஆலோசனை நடத்துகிறார்.

கலெக்டர் ஜாக்ஸன், “நம் திட்டப்படி பூலித்தேவனை வீழ்த்திவிட்டோம். நமது அடுத்த குறி பாஞ்சாலங்குறிச்சி கட்டபொம்மு நாயக்கர். அவர் ஆற்காட்டு நவாபின் கீழ் கப்பம் கட்டி ஆட்சி செய்து வருகிறார். ஆற்காட்டு நவாப்

நமது கூட்டாளி. நாம் எப்படி அவருடன் போர் தொடுக்க முடியும்? நமது ஆங்கிலேய அரசாங்கம் அதற்கு அனுமதி கொடுக்காதே" என்றார்.

"அதற்கு ஒரு வழி இருக்கிறது கலெக்டர் அவர்களே, கட்டபொம்மனிடம் வரி வசூலிக்கும் உரிமையை, நாம் ஆற்காட்டு நவாபிடம் இருந்து விலைக்கு வாங்கிக்கொள்வோம். பிறகு நாம் கட்டபொம்மனிடம் நேரடியாக வரி கேட்போம். அவன் எப்படியும் மறுப்பான். நமக்கு அடங்க மாட்டான். அதைக் காரணமாகக் காட்டி நாம் நமது அரசாங்கத்திடம் அனுமதி பெற்று கட்டபொம்மனைத் தாக்கி, பாஞ்சாலங்குறிச்சியைக் கைப்பற்றுவோம்" என்று கர்னல் அக்னியூ கூறினார்.

கர்னல் இன்ஸ் உடனே, "அதுவும் சரியாக யோசனைதான். ஆனால் நமக்கு மிகுந்த படைபலமும் பீரங்கிகளும்தேவைப்படும்.ஆகவே,மாகாணகவர்னரிடம் அனுமதி பெற்று மாகாணத்தில் உள்ள அனைத்து பெரிய பீரங்கிகளையும் இங்கு கொண்டுவரவேண்டும். எட்டையபுரத்து ஜமீனும், பாளையக்காரர்களும் நமக்கு உதவியாகப் போரிடவேண்டும். நான் அதற்கான ஏற்பாடுகளைச் செய்கிறேன்" என்றார்.

கலெக்டர் ஜாக்ஸன், "நான் உடனடியாக கவர்னரிடம் பேசி, ஆற்காட்டு நவாபிடம் இருந்து பாஞ்சாலங்குறிச்சிக்கு வரி வசூலிக்கும் உரிமையை வாங்க ஏற்பாடு செய்கிறேன். நீங்கள் போருக்கு வேண்டிய ஆயத்தங்களைச் செய்யுங்கள்" என்றார்.

கர்னல் அக்னியூ உடனே, "சரியான யோசனை கலெக்டர் அவர்களே. அதே சமயம் சிவகங்கை ஜமீனின் நிலைமையையும், மருதுபாண்டியர் படை வலிமையையும்

கணிக்கவேண்டும். லெப்டினென்ட் வெல்ஷ், உங்களுக்கு அவர்கள் மொழி நன்றாகத் தெரியும். அதனால் நீங்கள் சிவகங்கை சென்று மருதுபாண்டியருடன் நட்புடன் பழகி அவர்களுடைய படைபலம் மற்றும் நாட்டின் நிலைமைகளை அறிந்து வாருங்கள். அது நமக்கு மிகவும் உதவியாக இருக்கும்" என்றார்.

உடனே லெப்டினென்ட் வெல்ஷ், "உத்தரவு கர்னல் அவர்களே, நான் உடனடியாகச் சிவகங்கை ஜமீனுக்குச் சென்று அதன் விபரங்களை அறிந்து வருகிறேன்", என்றார். அதன்பின் ஆங்கிலேயரின் ராணுவ ரகசியக் கூட்டம் முடிந்து அனைவரும் புறப்பட்டனர்.

வெல்ஷின் சிறுவயல் விஜயம்

சிறுவயல் 1797

லெப்டினென்ட் ஜேம்ஸ் வெல்ஷ் தனது குழுவினருடன் சிவகங்கைஜமீனில்சிறுவயல்ஊரைத்தலைமையிடமாகக் கொண்டு நிர்வாகம் செய்துவந்த மருது சகோதரர்களை நட்பு நிமித்தமும், மரியாதை நிமித்தமும் சந்திக்க வருவதாகச் சொல்லி அனுப்பிவிட்டு, அதன்படி பரிசுகளுடன் சிறுவயல் ஊரை அடைந்தார்.

அந்த ஊர் மிக நேர்த்தியாகவும், அழகாகவும், சீரான சுத்தமான வீதிகளுடன் பல பெரிய வீடுகளுடன் இருந்தது. அங்கு அரண்மனை ஏதும் தென்படாததால், வழியில் ஒருவனை அழைத்து, "இங்கு அரண்மனை எங்கு உள்ளது?" என்று கேட்டார் வெல்ஷ். அதற்கு அவன், "அய்யா, இங்கு அரண்மனை ஏதும் இல்லை. அரண்மனை சிவகங்கையில் உள்ளது" என்றான். "மருது பாண்டியர்கள் இங்கிருந்துதான் ஆட்சி செய்கிறார்கள் என்று கேள்விப்பட்டேன். அவர்களை எப்படி சந்திப்பது?" என்று கேட்டார் வெல்ஷ். அதற்கு அவன், "அப்படிக் கேளுங்கள் அய்யா, அவர்களைப் பார்க்க வேண்டும் என்றால்

இந்த வழியாக நேராகச் சென்று சோத்துக்கைப்பக்கம் திரும்பினால் ஒரு பெரிய வீடு தெரியும். அங்குதான் மருதரசர்கள் இருப்பார்கள்". என்றான். "சோத்துக்கைப் பக்கம் என்றால்?" என வெல்ஷ் கேட்க, அவன் சைகையில் வலதுபுறத்தைக் காட்டினான். அவன் சொன்ன வீட்டை லெப்டினெண்ட் வெல்ஷ் குழுவினர் அடைந்தார்கள். அங்கு யாரும் பாதுகாவலர்களோ, வாயில் காப்போனோ இல்லாமல் அந்த வீடு திறந்து கிடந்ததைக் கண்டு ஆச்சரியப்பட்டனர். அந்த வீட்டின் முற்றத்தில் தங்கள் குதிரைகளை கட்டிவிட்டு அவர்கள் வீட்டினுள் நுழைந்தனர்.

வீட்டினுள் இருந்த பெரிய மருதுவின் மகன் மூளிக்குட்டியும், சின்ன மருதுவின் மகன் சிறுவன் துரைசாமியும், மேலும் சிலரும் ஓடிவந்து மாலைகளுடன் அவர்களை வரவேற்றனர்.

மூளிக்குட்டி அவர்களை நோக்கி, "துரைமார்களே, சிவகங்கைச் சீமைக்குத் தங்களை வரவேற்பதில் பெரு மகிழ்ச்சியடைகிறோம். தங்களைக் காண எங்கள் தந்தையர் ஆவலுடன் காத்திருக்கின்றனர். தாங்கள் இங்கு அமர்ந்து இந்தப் பழரசங்களை அருந்தி இளைப்பாருங்கள்" என்று கூறினார்.

வெல்ஷ் குழுவினரும், வரவேற்பு அறையில் அமர்ந்து பழரசங்களை அருந்தியபடி அவர்களுடன் பேசிக் கொண்டிருந்தனர்.

துரு துரு என்று இருந்த சிறுவன் துரைசாமியை வெல்ஷ் அருகில் அழைத்து, "தம்பி, உன் பெயர் என்ன? எனக் கேட்டார். அதற்கு துரைசாமி, "என் பெயர் முத்துவடுகு" என்றார். மறைந்த மாமன்னர் முத்துவடுகநாதத் தேவரின்

நினைவாக, சின்ன மருது தன் மகனுக்கு முத்துவடுகு எனப் பெயரிட்டிருந்தார். ஆனாலும் அவரை அனைவரும் "சாமி" என்றே அழைத்தனர். வெல்ஷ் அவரை நோக்கி, "உன் பெயர் என் வாயில் நுழையவில்லை. அதனால் உன்னை துரை என்றே அழைக்கிறேன்" என்றார். அன்றிலிருந்து அவரை அனைவரும் துரைசாமி என்றே அழைத்தனர்.

அவர்கள் பேசிக்கொண்டிருந்தபோதே, பெரியமருதுவும், சின்ன மருதுவும், அமைச்சர் தாண்டவராயன் பிள்ளை, தளபதிகள் நைனியப்பன் சேர்வை, ஒச்சாத்தேவர், உதயபெருமாள் மற்றும் சுப்பிரமணியன் சேர்வையுடன் அங்கு வந்தனர்.

பெரியமருது அவர்களைப் பார்த்து, "சிவகங்கைச் சீமை உங்களை வரவேற்கிறது, துரைமார்களே. தங்கள் வரவினால் நம் நட்பு வலுப்படவேண்டும். தாங்கள் எங்கள் விருந்தினராக சில காலம் தங்கிச் செல்லவேண்டும்" என்றார்.

அதற்கு லெப்டினென்ட் வெல்ஷ், "தங்கள் வரவேற்புக்கு மிக்க மகிழ்ச்சி. நாங்கள் கடமைப்பட்டுள்ளோம். இந்த சந்திப்பு மிகவும் மகிழ்ச்சிகரமானதாகவும், ஆச்சரியமாகவும் உள்ளது மன்னரே" என்றார்.

"தங்கள் மகிழ்ச்சி புரிகிறது. இதில் ஆச்சரியம் என்ன இருக்கிறது? துரையவர்களே, சிவகங்கைச் சீமை விருந்தோம்பலுக்குப் பெயர்போனது. அது எங்கள் தமிழர் பண்பாடு" என்றார் பெரியமருது.

"தங்கள் விருந்தோம்பல் உலகறிந்தது மன்னரே. என் ஆச்சரியம் அதுவல்ல. நாங்கள் எதிர்பார்த்து வந்தது, தாங்கள் ஒரு பெரிய அரண்மனையில் காவலுக்கு ஒரு

படையுடன் இருப்பீர்கள் என்று. ஆனால், இங்கு நீங்கள் மக்களோடு மக்களாக ஒரு வீட்டில் இருந்துகொண்டு அரசாட்சி செய்கிறீர்கள். இந்த வீட்டில் ஒரு காவலாளி கூட இல்லை. உங்கள் குழந்தைகள்தான் எங்களை வரவேற்றார்கள். இப்படி ஒரு நிலைமையை எந்த நாட்டிலும் எதிர்பார்க்க முடியாது மன்னரே".

துரையவர்களே, தாங்கள் அரண்மனைக்குச் சென்று அரசரைக்காண வேண்டும் என்றால் சிவகங்கை சென்று மன்னர் வேங்கம் உடையணத் தேவர் அவர்களைத்தான் சந்திக்கவேண்டும்.நாங்கள்இந்தநாட்டைநிர்வாகம்செய்து மக்களைப் பாதுகாத்து அவர்களுக்கு வேண்டியதைச் செய்வதற்காக இருக்கிறோம். நாங்கள்தான் மக்களுக்குக் காவலாளிகள். எங்களுக்கு எதற்கு காவலாளிகள்? தாங்கள் மிகவும் களைப்படைந்திருப்பீர்கள், தாங்கள் சென்று விருந்தினர் மாளிகையில் இளைப்பாறுங்கள். இரவு விருந்தில் சந்திப்போம். செவத்ததம்பி, நீ இவர்களை விருந்தினர் மாளிகைக்கு அழைத்துச் சென்று அவர்களுக்கு ஓய்வெடுக்க வேண்டிய அனைத்து ஏற்பாடுகளையும் செய்" என்று கூறினார். செவத்ததம்பியும் அவர்களை அழைத்துச் சென்று விருந்தினர் மாளிகையில் தங்கவைத்து அனைத்து வசதிகளையும் செய்து கொடுத்தான்.

அன்று இரவு விருந்தில் லெப்டினென்ட் வெல்ஷ் குழுவினருடன், பெரியமருது, சின்னமருது, தாண்டவராயன் பிள்ளை, நைனியப்பன் சேர்வை, ஒச்சாத்தேவர், உதயபெருமாள் மற்றும் சுப்பிரமணியன் சேர்வை ஆகியோர் குடும்பங்களுடன் கலந்துகொண்டனர். ஆட்டம் பாட்டத்துடன் இருந்த விருந்து முடிந்ததும் பெரிய மருது புறப்பட்டார்.

சின்ன மருது, தாண்டவராயன் பிள்ளை, நைனியப்பன் சேர்வை, சுப்பிரமணியன் சேர்வை மற்றும் மெய்க்காப்பாளன் உதயபெருமாள் ஆகியோர் அமர்ந்து வெல்ஷ் குழுவினருடன் பேசிக்கொண்டிருந்தனர். அப்போது வெல்ஷ், "மன்னரே, தங்களைப் பற்றியும், தங்கள் அண்ணன் வெள்ள மருது மன்னரைப் பற்றியும் நாங்கள் மிகவும் உயர்வாகக் கேள்விப்பட்டிருக்கிறோம். தங்களுடன் இருப்பவர்கள் பற்றியும் அறிந்துகொள்ள ஆவலாய் இருக்கிறோம்" என்றார்.

அதற்கு சின்ன மருது, "நல்லது, இவர்கள் ஒவ்வொருவர் பற்றியும் விரிவாக உங்களுக்கு அறிமுகம் செய்கிறேன்".

அமைச்சர் தாண்டவராயன் பிள்ளையை நோக்கி, "இவர்தான் தளவாய் தாண்டவராயன் பிள்ளை, மாமன்னர் முத்து வடுகநாதர், இராணி வேலுநாச்சியார் அவர்களுக்கு உற்ற மந்திரியாக இருந்து வழிநடத்தி, தற்போது எங்களை வழிநடத்துகிறார். (இவரைப் பற்றி விரிவாக நடந்தவற்றை விவரிக்கிறார்).

1780-ல் காளையார்கோவிலில் மாமன்னர் முத்துவடுகநாதர், ஆங்கிலேயரால் சுட்டுக் கொல்லப்பட்டார். பிறகு சிவகங்கை இராணி வேலுநாச்சியாரைக் கைது செய்ய சிவகங்கை விரைந்தனர். அந்த சமயத்தில் கொல்லங்குடி அருகே மருது பாண்டியருடன் பாதுகாப்பாக இருந்த இராணி வேலுநாச்சியாரை சந்தித்த மந்திரி தாண்டவராயன் பிள்ளை, "மகாராணி, நாம் தோற்கடிக்கப்பட்டுவிட்டோம். ஆங்கிலேயப் படைகளும், நவாபின் படைகளும் சேர்ந்து காளையார்கோவிலில் வைத்து நம் மன்னரை சுட்டுக்கொன்றுவிட்டனர். இப்பொழுது நம்மைத் தேடி வந்து கொண்டிருக்கிறார்கள். உடனே நாம் இங்கிருந்து

புறப்பட்டு நாட்டை விட்டு வெளியேறி பாதுகாப்பான இடத்திற்குச் சென்றுவிட வேண்டும். எனக்குத் தெரிந்த பாதுகாப்பான இடம் விருப்பாச்சி கோபால நாயக்கர்தான். அவர்தான் ஹைதர் அலியின் உதவியோடு பலத்தோடு இருக்கிறார். சீக்கிரமாகக் கிளம்புங்கள் மகாராணி" என்றார்.

உடனடியாக, இராணி வேலுநாச்சியார், மந்திரி தாண்டவராயன் பிள்ளை, மருதுபாண்டியர் மற்றும் சில வீரர்களோடு புறப்பட்ட சிறிது நேரத்தில் ஆங்கிலேயப் படை அங்கு வந்து சேர்ந்தது.

அவர்கள் அங்கிருந்த ஒரு பெண்ணை கத்தி முனையில் இராணி வேலுநாச்சியார் எங்கே? எங்கே சென்றிருக்கிறார்கள்? என்று மிரட்டி, சொல்லாவிட்டால் உன் தலை வெட்டப்படும் என்றார்கள். அதற்கு அந்தப் பெண், "நீங்கள் என் தலையை வெட்டினாலும் உங்களிடம் நான் எதுவும் சொல்ல மாட்டேன். உங்களால் இராணி வேலுநாச்சியாரை எந்தக் காலத்திலும் பிடிக்கவே முடியாது. இது நான் வணங்கும் காளி மீது ஆணை" என்று கூறியவுடனே, அந்தப் பெண்ணின் தலை வெட்டப் பட்டது.

அந்தப்பெண் வெட்டுப்பட்டதன் நினைவாக அந்த இடத்தில் ஒரு கோவில் கட்டி, மக்கள் "வெட்டுடையார் காளி" என்று வணங்கி வருகின்றனர்.

சிவகங்கைச் சீமையில் இருந்து தப்பி நத்தம் வழியே விருப்பாச்சி வந்தடைந்த இராணி வேலுநாச்சியார், மந்திரி தாண்டவராயன் பிள்ளை, மருதுபாண்டியர், கோபால நாயக்கரிடம் சென்று, அவருடன் சுமார் எட்டு வருடங்கள் தங்கியிருந்தனர். இந்த எட்டு வருடத்தில் பலமுறை

மந்திரி தாண்டவராயன் பிள்ளையும் மருதுபாண்டியரும் மாறுவேடத்தில் சிவகங்கைச் சீமை வந்து ரகசியமாக மக்களைச் சந்தித்து ஒரு புரட்சிப் படையை உருவாக்கினர்.

அந்த புரட்சிப்படை நைனியப்பன் சேர்வை மற்றும் சுப்பிரமணியன் சேர்வை ஆகியோரால் திரட்டப்பட்டு பயிற்சி கொடுக்கப்பட்டது. உள்நாட்டில் புரட்சிப்படை தயாரானவுடன், இராணி வேலுநாச்சியார், கோபால நாயக்கர் மூலம் நிலைமையை ஹைதர் அலிக்கு விளக்கி அவருடைய படையை அழைத்துக்கொண்டு மருதுபாண்டியருடன் சிவகங்கை மீது போர்தொடுத்து ஆற்காடு நவாப் மற்றும் ஆங்கிலேயரின் படைகளை விரட்டி சிவகங்கைச் சீமையைக் கைப்பற்றினார்.

அந்த வெற்றிக்குப் பின் ஹைதர் அலியைச் சந்தித்து நன்றி தெரிவிக்க திண்டுக்கல் சென்ற இராணி வேலுநாச்சியார் அவரை சந்தித்தபோது அவர் வேலு நாச்சியாரிடம், “இராணி, தாங்கள் மகாராணியாக பட்டம் சூட்டிக்கொண்டு சிவகங்கையில் இருங்கள். சிவகங்கை மிகவும் ஆபத்தான நாடு. கொள்ளையர்கள் நிறைந்தது. மற்றும் ஆங்கிலேயரும், ஆற்காட்டு நவாபும் தங்களைத் தாக்க சந்தர்ப்பத்தை எதிர்பார்த்திருக்கிறார்கள். ஆகவே, நீங்கள் நாட்டின் நிர்வாகத்தையும் பாதுகாப்பையும் மாவீரர்கள் மருதுபாண்டியரிடம் விட்டு விட்டு அவர்கள் பொறுப்பில் ஆட்சி நடத்துங்கள். அவர்கள் வீரத்தையும் திறமையையும் இந்தப் போரில் நான் நிறையக் கேள்விப்பட்டேன். இது எனது அறிவுரை. உத்தரவல்ல” என்றார்.

இராணி வேலுநாச்சியாரும் உடனே, “இது சரியான யோசனையாகத்தான் எனக்கும் படுகிறது. எனக்கும் ஆண்

வாரிசு இல்லை. இந்த நாட்டை மருதுபாண்டியர் திறம்பட நிர்வகித்து பாதுகாப்பார்கள் என்று நம்பிக்கையும் எனக்கு உண்டு. மேலும், மந்திரி தாண்டவராயன் பிள்ளை உடனிருப்பதால், சிவகங்கைச் சீமை செழிக்கும் என்று எனக்கு நம்பிக்கை இருக்கிறது. தாங்கள் கூறியபடியே செய்கிறேன்" என்றார்.

அதற்கு ஹைதர் அலி, "மிக்க மகிழ்ச்சி மகாராணி, தாங்கள் அப்படி செய்யும் பட்சத்தில் தாங்கள் நவாபிற்குச் செலுத்தவேண்டிய வரியைத் தள்ளுபடிசெய்கிறேன். இனிமேல் சிவகங்கைச் சீமை, எனக்கோ, நவாபிற்கோ, ஆங்கிலேயருக்கோ, கப்பம் கட்ட வேண்டியதில்லை. இது என் உத்தரவு" என்றார்.

அதன்படி, இராணி வேலு நாச்சியார் 1780-ல் மகாராணியாகப் பட்டம் சூட்டிக்கொண்டு சிவகங்கை அரண்மனையில் இருந்து மருதுபாண்டியர் மூலமாக ஆட்சி செய்துவந்தார்.

இந்த வெற்றிக்கு ஒரு முக்கியமான பங்களிப்பு, மந்திரி தாண்டவராயன் பிள்ளையுடையது. அவருடைய ஆலோசனைகள் இன்றுவரை எங்களுக்கு வழிகாட்டுகிறது என்றார் சின்ன மருது. "துரையவர்களே, இன்று நாழிகை ஆகிவிட்டது. மற்ற விவரங்களை நாளை உங்களுக்குச் சொல்கிறேன்" என்று சின்னமருது கூற அனைவரும் விடை பெற்றனர்.

மறுநாள் காலை அனைவருக்கும் பழச்சாறும், கூழும் பரிமாறப்பட்டது. காலை உணவு முடிந்த பிறகு அனைவரும் விருந்தினர் மாளிகைத் தோட்டத்தில் மர நிழலில் கூடியிருந்தனர். வெல்ஷ், சின்னமருதுவைப் பார்த்து, அரசே, உங்கள் மற்ற தளபதிகளைப் பற்றிக்

கூறுவதாக நேற்று சொன்னீர்கள். அதைக் கேட்க ஆவலாய் இருக்கிறோம்" என்றார். லெப்டினென்ட் வெல்ஷ்க்குப் பணிக்கப்பட்ட வேலை மருது மன்னர்களின் விபரங்கள் அனைத்தையும் தெரிந்துகொண்டு வருவது என்பதால் அதில் அவர் நாட்டம் காட்டினார்.

சின்னமருது, நைனியப்பன் சேர்வையைக் காட்டி, "இவரைவிட வீரமும், வேகமும் உடையவரை நாங்கள் இதுவரை கண்டதில்லை. உங்களிடமும் அப்படி ஒருவர் இருக்க முடியாது. ஆனால், விவேகத்தில் நாங்கள் அவரை மிஞ்சியிருப்பதால் நாங்கள் அவருக்குமேல் அரசராக இருக்கிறோம்" என்றார். அப்பொழுதுதான் வெல்ஷ் மற்றும் குழுவினர் நைனியப்பன் சேர்வையைக் கூர்ந்து கவனித்தனர். அவர் தேகம் மெல்லியதாகவும் இரும்பைப் போன்ற சதைப்பிடிப்புகள் கொண்டதாகவும் ஆங்கிலேயரை விட உயரமானவராகவும், மிகவும் தீர்க்கமான பார்வையுடன், கூரிய மூக்குடனும் இருந்தார்.

சின்ன மருது தொடர்ந்தார். "நாங்கள் சிவகங்கைச் சீமைக்கு அனுப்பப்பட்டதே, இராணி வேலு நாச்சியாரைக் காக்கவும் இங்கு மலிந்து இருந்த கொள்ளையர் கூட்டங்களை அடக்கவும்தான். இங்குள்ள வணிகர்கள் ஊர்விட்டு ஊர் செல்லும்போது கொள்ளையர்கள் அவர்களைத் தாக்கிக் கொள்ளை அடிப்பதை வழக்கமாகக் கொண்டிருந்தனர். ஆகவே, வணிகர்களைக் காக்க நாங்கள் தனிப் படைகளை உருவாக்கினோம். அதன்படி, ஒவ்வொரு பகுதியிலும் கொள்ளையர் நடமாட்டத்தைக் கண்டுபிடித்துத் தகவல் தர ஒற்றர்களை நியமித்திருந்தோம். அப்படித் தகவல் கிடைத்தால் எங்கள் படை, குதிரைகளில் விரைந்து

அந்தக் கொள்ளையர்களைத் தாக்கி அழித்து வணிகர்களைக் காப்போம். அந்தப் படையில் தான் நைனியப்பன் சேர்வை வீரராகச் சேர்ந்தார். கொள்ளையர்களை விரைந்து தாக்கி அழிக்கும் வேகமும், வீரமும் அவரை படைத் தலைவராக்கியது. குதிரைகளில் தப்பமுயன்ற கொள்ளையர்களை, குதிரைகளை விட வேகமாக ஓடிச்சென்று வெட்டிச் சாய்ப்பதைக் கண்டு கொள்ளையர்கள் இவரை சிம்மசொப்பனமாக எண்ணி இந்தப் பகுதியில் தலைகாட்டப் பயந்தனர். இவர் இப்பொழுது எங்கள் படைத் தளபதியாக இருக்கிறார்".

"இதோ, அருகில் இருப்பவர் சுப்பிரமணியன் சேர்வை. நாங்கள் எட்டு ஆண்டுகள் விருப்பாச்சியில் இருந்தபோது, எங்களுக்காக இவர் இங்கு படைகளைத் திரட்டி பயிற்சி கொடுத்துவந்தார். அதற்காக, அவர் தங்கள் படையில் சிப்பாயாகச் சேர்ந்து போர்க்கலைகளைக் கற்றுக் கொண்டார். அதனால் அவருக்கு வார்க்கார சுப்பிரமணியன் சேர்வை என்றும் பெயர் உண்டு. அவருடைய போர்த் தந்திரங்கள் எங்கள் வெற்றிக்கு பெரிதும் உதவின. சுப்பிரமணியன் சேர்வை சிவகங்கை படை வீரர்களுக்கு கும்பினியாரின் படைப் போர் முறைகளைப் பற்றி பயிற்சி கொடுத்தார். படை வீரர்களுக்கு ஆங்கிலம் தெரியாததால், "லெப்ட் ரைட்" என்று ராணுவம் அணிவகுத்துச் செல்வதை "ஓலைக்கால் சீலைக்கால்" என்று பயிற்றுவித்தார். படைவீரர்கள் ஒரு காலில் ஓலையையும் மறுகாலில் சீலைத் துணியில் கிழித்த துண்டையும் கட்டிக்கொண்டு, "ஓலைக்கால் சீலைக்கால்" என்று ராணுவ நடைபோட்டனர். மேலும் பல சங்கேத ஒலிகள் மூலம் மரங்களின் உச்சியிலிருந்துகொண்டு எதிரிப் படைகள் வரும் திசையினையும் சிவகங்கைப்

படைகள் அவர்களைச் சென்று தாக்கவேண்டிய திசையையும் தெரிவிக்கப் பயிற்சி கொடுத்தார். அவருடைய பயிற்சியினால் எங்களது படைவீரர்கள் மகாராணி வேலுநாச்சியாருடன் இணைந்து போரிட்டு, ஆங்கிலேயரையும், ஆற்காட்டு நவாபின் படைகளையும் அடித்து விரட்டி வெற்றிகண்டனர்."

சின்ன மருது, ஒச்சாத்தேவரைக் காட்டி, "இவர்தான் ஒச்சாத்தேவர். மாமன்னர் முத்துவடுகநாத தேவரின் உறவினர். வீரத்தில் நிகரில்லாதவர். மகாராணி வேலுநாச்சியாரின் வெற்றிக்கு மிகவும் உறுதுணையாக இருந்தவர். சிவகங்கைச் சீமையின் ஒருபகுதி இவருடைய கட்டுப்பாட்டில் உள்ளது. இவர் ஒரு சிறந்த நிர்வாகி" என்றார்.

"இதோ, இவர்தான் உதயபெருமாள். முன்பு ஒருகாலத்தில் கொள்ளையர் தலைவனாக இருந்தார். ஒருமுறை வைகையில் வெள்ளம் வந்தபோது, திருப்பாச்சேத்தியில் கரையோரம் இருந்த மக்கள் வெள்ளத்தில் அடித்துச் செல்லப்பட்டனர். அதைக் கேள்விப்பட்ட நாங்கள், யார் ஆற்று வெள்ளத்தில் குதித்து மக்களைக் காப்பாற்றுகின்றாரோ, அவருக்கு அரசாங்க வேலை கொடுக்கப்படும் என்று அறிவித்தோம். அதன்படி இந்த உதய பெருமாள் ஆற்று வெள்ளத்தைப் பொருட்படுத்தாமல், ஆற்றில் பாய்ந்து பல உயிர்களைக் காப்பாற்றினார். அவரை எங்களிடம் அழைத்து வந்தபோது அவரைக் கட்டித் தழுவச் சென்ற என்னை ஒருவர் தடுத்து, "அவரைத் தொடாதீர்கள் அரசே, அவர் தீண்டத்தகாத குலத்தைச் சேர்ந்தவர்" என்றார். அதைக் கேட்டவுடன் நானே முன் சென்று உதயபெருமாளைக் கட்டித் தழுவிக்கொண்டேன். இவர் தீண்டத் தகாதவர்

என்றால், இவர் தொட்டுக் காப்பாற்றிய உயிர்களை என்ன செய்வது? இன்று முதல் நீர் இங்கு எங்கள் மெய்க்காப்பாளனாக இருக்கவேண்டும். என உத்தரவு இட்டேன். இவர் வீரத்திற்கும், நம்பிக்கைக்கும் அளவே இல்லை. இவர் ஒருவர் இருக்கும்வரை இங்கு எந்த எதிரியும் வர முடியாது. அதனால் தான் இங்கு காவலர்கள் கூட யாரும் கிடையாது".

அவர்கள் அனைவரையும் பிரமிப்புடன் பார்த்துக்கொண்டிருந்த வெல்ஷ், "இவ்வளவு சிறப்பு மிக்கவர்களை உங்களுடன் கூட வைத்திருக்கிறீர்கள். உங்களுக்கு இணையாக யாரையும் நான் கண்டதில்லை" என்றார். அப்பொழுது செவத்த தம்பியும், மூளிக்குட்டியும் அங்கு வந்து, "பெரியவர் வேட்டைக்குச் செல்ல ஏற்பாடு செய்யச் சொல்லியிருக்கிறார். துரைமார்களை அழைத்து வரச்சொன்னார்" என்றனர். அவர்கள் பெரியவர் என்று குறிப்பிட்டது பெரிய மருதுவை என்று அனைவரும் புரிந்து கொண்டனர்.

உடனே வெல்ஷ், "நாங்கள் அவருடன் வேட்டைக்குச் செல்ல மிக ஆர்வமாக உள்ளோம்" என்று கூறி கிளம்பினார்கள். சின்னமருது மற்றும் அங்கு உள்ளவர்களிடம் விடைபெற்று அவர்கள் செவத்த தம்பியுடன் பெரிய மருதுவின் வீட்டை நோக்கிச் சென்றார்கள்.

வேட்டைக்குச் செல்லும் குழுவில் வெல்ஷ் குழுவினர் துப்பாக்கிகளுடன் குதிரைகளிலும், பெரியமருது மற்றும் வேட்டைக்காரர்கள் கால்நடையாகவும் சென்றனர்.

வேட்டையாடுவதில் சிறப்பான அனுபவம் கொண்ட பெரிய மருது கையில் ஒரு வேல்கம்பு மற்றும் இடையில்

ஒரு வளரி மற்றும் ஒரு குறுவாள் வைத்திருந்தார். மற்ற வேட்டைக்காரர்கள் வேல்கம்பு மற்றும் வில் அம்புகளை வைத்திருந்தனர். துள்ளியோடும் புள்ளிமானை பெரிய மருது தன் வளரியை வீசி வீழ்த்தியதைக் கண்ட வெல்ஷ் பிரமிப்படைந்தார். அவர் இதுவரை வளரியைப் பார்த்ததில்லை. மற்ற வேட்டைக்காரர்கள் முயல்களையும், கவுதாரி முதலிய பறவைகளையும் வேட்டையாடினர்.

காட்டில் இருந்த ஒரு சிறு குன்றின் அருகே சென்ற போது, பாறையின் மறைவிலிருந்து ஒரு புலி வெல்ஷ் மீது பாய்ந்தது. குதிரை நிலைதடுமாறியதால் கீழே விழுந்த வெல்ஷ் எழுந்து தன் துப்பாக்கியை எடுக்க முயன்றார். அவருடன் வந்த குழுவினர் ஏறியிருந்த குதிரைகளும் மிரண்டதால் அவர்களால் புலியை குறி பார்க்க முடியவில்லை.

அந்தக் கணம் பெரிய மருது அந்தப் புலி மீது பாய்ந்து அதன் கழுத்தைத் தன் கைகளால் இறுக்கிக் கொன்றார். அதைக் கண்ட வெல்ஷ் திகைத்துப்போய் பயத்தில் உறைந்துபோய் நின்றார்.

பிறகு வேட்டைக் குழுவினர் தாங்கள் வேட்டையாடிய விலங்குகளையும், பறவைகளையும் சிறுவயலுக்குக் கொண்டுவந்து ஒரு பொது விருந்துக்கு ஏற்பாடு செய்தனர். மறுநாள் சிறுவயல் ஊர் மக்கள் அனைவருக்கும் விருந்து ஏற்பாடு செய்யப்பட்டது. ஆட்டம் பாட்டத்துடன் கோலாகலமாக ஒரு திருவிழா போல் அந்த விருந்து நடந்தது. வெல்ஷ் குழுவினரும் அந்தக் கொண்டாட்டத்தில் பங்குகொண்டு களித்தனர்.

அந்த சமயத்தில் அங்குவந்த பெரிய மருதுவைக் கண்ட வெல்ஷ், அவருடைய ஆஜானுபாகுவான உருவத்தைக்

கண்டு, "அரசே, தங்கள் வீரத்தையும், பலத்தையும் பற்றி நிறைய கேள்விப்பட்டிருக்கிறேன். நேற்று நானே நேரில் பார்த்து வியந்தேன். இருந்தாலும் எங்களுக்கு ஒரு ஆசை. தாங்கள் ஆற்காட்டு நிக்கல் நாணயத்தை உங்கள் கை விரல்களுக்கு இடையில் வைத்து வளைத்து உடைக்கும் அளவுக்கு பலம் பொருந்தியவர் என்று நாங்கள் கேள்விப்பட்டிருக்கிறோம். தாங்கள் என்னிடம் உள்ள ஆற்காட்டு நாணயத்தை வளைத்து உடைத்துக்காட்ட வேண்டும். இது எங்கள் பணிவான வேண்டுகோள்" என்றார். உடனே பெரிய மருதுவும், "எங்கே அந்த நாணயத்தைக் கொடுங்கள் வெல்ஷ்" என்று கூறி, வெல்ஷிடம்இருந்துஅந்தஆற்காட்டுநிக்கல்நாணயத்தைப் பெற்று தனது இரும்பையொத்த விரல்களுக்கு இடையில் வைத்து அழுத்தினார். இதை ஆச்சரியத்துடன் பார்த்துக் கொண்டிருந்த வெல்ஷ் குழுவினரின் கண்முன்னே அந்த ஆற்காட்டு நிக்கல் நாணயம் வளைந்து உடைந்து தரையில் விழுந்தது. உடனே வெல்ஷ், "அரசே, தங்கள் பலம் அசாதாரணமானது. நாங்கள் இதுவரை இவ்வளவு பலசாலியைக் கண்டதில்லை. தங்களுடைய நட்பு எங்களுக்குக் கிடைத்தது எங்களுக்கு மிகப் பெருமையாக உள்ளது" என்றார்.

பெரிய மருதுவும், "நாங்களும் உங்களை விருந்தினராக உபசரிப்பதில் பெருமை கொள்கிறோம்" என்று கூறியபடி அங்கிருந்த மற்றவர்களை நோக்கிச் சென்றார்.

லெப்டினென்ட் வெல்ஷ், சிறுவயல் விருந்தினர் இல்லத்தில் தங்கியிருந்தபோது, ஒருநாள் இரவு அவர்கள் விளக்கு வெளிச்சத்தில் ஆங்கிலத்தில் உரக்கப் பேசிச் சிரித்துக்கொண்டிருந்தார்கள். அவர்கள் மது அருந்திக்

கொண்டிருந்தார்கள். வெல்ஷ் குழுவில் இருந்த ஒருவன் போதையில் சத்தமாக, "இந்த முட்டாள்களை என்ன சொல்வது, நாம் உளவறிய வந்திருக்கிறோம் என்பது புரியாமல் நம்மை விருந்து கொடுத்துக் கொண்டாடுகிறார்கள். எல்லாம் வேடிக்கையாக இருக்கிறது" என்றான்.

உடனே, வெல்ஷ், "சத்தமாகப் பேசாதே, யாருக்காவது கேட்டுவிடப் போகிறது என்றார்".

அதற்கு அவன், "இங்கு ஒருத்தனுக்கும் ஆங்கிலம் தெரியாது. நாம் பேசுவது அவர்களுக்குப் புரியாது. வெகு விரைவில் நாம் அவர்கள்மீது போர் தொடுத்து இந்த நாட்டைக் கைப்பற்றப் போகிறோம் என்று நினைக்கும்போது மகிழ்ச்சியாக இருக்கிறது. இது மிகவும் செழிப்பான நாடு. காடுகள் வேட்டையாடுவதற்கு ஏற்றபடி இருக்கின்றது" என்றான். வெல்ஷ் அவனை சத்தம் போடாமல் இருக்கும்படி அடக்கினார்.

மறுநாள் வெல்ஷ் குழுவினர் சிறுவயல் ஊரைச் சுற்றிப்பார்க்கச் சென்ற வழியில், ஒரு பொட்டலில் இளைஞர்களும், சிறுவர்களும், வேலெறிந்தும், வளரி வீசியும் பழகிக்கொண்டிருப்பதைக் கண்டார்கள். அதில் துரைசாமி உள்பட மருதுபாண்டியர் வீட்டுப் பிள்ளைகளும் இருந்தனர். அதை ஆச்சரியமாக வேடிக்கை பார்த்த வெல்ஷ் அவர்களிடம் சென்று, வளரியைக் காட்டி இது என்ன? என்று கேட்டார். அதற்கு மறுமொழியாக, "இது வளரி. மரத்தின் வைரத்தால் செய்யப்படுவது. இதை முறையாக வீசினால், துல்லியமாக எதிரியைத் தாக்கிவிட்டு, மறுபடியும் நம்மிடமே வந்து சேரும்" என்று அங்கிருந்த துரைசாமி கூறினார்.

அப்போது அங்கு வந்த சின்ன மருது, “துரையவர்களே, ஊரைச் சுற்றிப்பார்க்கிறீர்கள் போலிருக்கிறது” என்றார். அதற்கு வெல்ஷ், “ஆம் மன்னரே, எங்களுக்கு இந்த ஆயுதம் மிகவும் ஆச்சரியப்படவைக்கிறது. இதுபோல் நாங்கள் வேறு எங்கும் கண்டதில்லை. உங்கள் பிள்ளைகளும் குறிதவறாமல் வேல் எறிவதைக் கண்டு நாங்கள் பிரமிப்பு அடைந்தோம்” என்றார். அதற்கு சின்ன மருது, “இடைவிடாத பயிற்சியும், அர்ப்பணிப்பும்தான் இவர்கள் திறமைக்குக் காரணம்” என்றார்.

உடனே வெல்ஷ், “எங்களுக்கு இந்த போர்ப்பயிற்சியைப் பயிற்றுவிக்க முடியுமா?” என்று கேட்டார். அதற்கு சின்னமருது, “ஏன் முடியாது? நீங்கள் விரும்பினால் நானே கற்றுத்தருகிறேன்” என்றார்.

மறுநாள் அதிகாலை சின்ன மருதுவும் வெல்ஷ் குழுவினரும் சிறுவயல் பயிற்சிக் களத்திற்கு வந்தனர். அங்கு ஏற்கெனவே மருதுபாண்டியரின் பிள்ளைகளும் ஊரில் உள்ள மற்ற குடும்பத்துப் பிள்ளைகளும் பயிற்சி செய்துகொண்டிருந்தனர். சின்ன மருது முதலில் உடலிற்கு உரமேற்றும் கடுமையான உடற்பயிற்சிகளை செய்து காட்டினார். கனமான கர்லாக்கட்டை சுற்றுவது, எடைக்கற்களை தூக்கிப் பயிற்சி செய்வது போன்ற பயிற்சிகளை வெல்ஷ் குழுவினருக்குக் கற்றுக்கொடுத்தார். பிறகு, சின்னமருது தமிழர்களுக்கே உரித்தான அடிமுறை பயிற்சியையும் செய்துகாட்டினார். ஆனால் அந்தக் குறுகிய காலத்தில் அதை வெல்ஷ் குழுவினரால் கற்றுக்கொள்ள முடியவில்லை. பிறகு சின்னமருது அவர்களுக்கு வேல் கம்புகளை இலக்கு நோக்கி எறிய கற்றுக்கொடுத்தார். ஜேம்ஷ் வெல்ஸ் சின்னமருதுவிடம், வளரி வீசக் கற்றுக்கொடுக்கச் சொல்லி கேட்டார்.

சின்னமருதுவும் வளரியை எப்படிப் பிடிப்பது, எப்படி வீசுவது என்று கற்றுக்கொடுத்தார். அவர்களும் விடாமல் பயிற்சி செய்து வந்தனர். பெரியமருது கருங்கல்லினால் ஆன கர்லாக் கட்டையையும், இரும்பினால் ஆன வளரியையும் பயன்படுத்தியதாகத் தெரியவருகிறது.

அதற்கு அடுத்தநாள் காலை வெல்ஷ் குழுவினர் பயிற்சிக்களத்திற்கு வந்தபோது, சின்னமருதுவைக் காணவில்லை. அங்கு வந்த துரைச்சாமி வெல்ஷிடம், "துரையண்ணா, அப்பா ஒரு முக்கியமாக வேலையாக வெளியூர் சென்றிருக்கிறார். என்னிடம் உங்களுக்கான பயிற்சியைத் தொடருமாறு கூறினார்" என்றான்.

அதைக் கேட்ட வெல்ஷ் சிரித்து, "இவ்வளவு சிறியவனான உன்னிடம் நாங்கள் என்ன பயிற்சி பெறமுடியும்? அதற்கு நீ தகுதியானவன்தானா?" என்றார்.

அதற்கு சிறுவன் துரைசாமி, "துரையவர்களே, நமக்குள் ஒரு சிறிய போட்டியை வைத்துக்கொள்வோம். அந்தப் போட்டியில் யார் வெற்றி பெறுகிறார்களோ, அவர்கள் மற்றவருக்குப் பயிற்சி கொடுக்க வேண்டும். சரியா?" என்று கேட்டான்.

அதற்கு வெல்ஷ், "நான் தயார், என்ன போட்டி?" என்று கேட்டார்.

அந்தப் பயிற்சிக் களத்தில் குறிபார்த்துத் தாக்குவதற்காக பரங்கிக்காய்களை சுமார் ஐம்பது அடி தூரத்தில் தொங்கவிட்டிருந்தார்கள். அவைகளைக் காட்டிய துரைசாமி, "வெல்ஷ் அண்ணா, அங்கு ஆறு பரங்கிக்காய்கள் தொங்கவிடப்பட்டிருக்கின்றன. நீங்கள் உங்கள் ஆயுதத்தால் எத்தனை காய்களை குறிபார்த்துத் தாக்க முடியுமோ, நீங்கள் தாக்குங்கள். அதே சமயத்தில்

நானும் என்னுடைய ஆயுதங்களால் அந்தக் காய்களைத் தாக்குவேன். யார் அதிகமான பரங்கிக்காய்களைத் தாக்குகிறார்களோ? அவர்களே வெற்றி பெற்றவர்கள்" என்றான்.

இருவரும் ஒரே சமயத்தில் தொடங்கினர். வெல்ஷ் தன் துப்பாக்கியால் முதல் பரங்கிக்காயைச் சுட்டார். பரங்கிக்காய் சிதறியது. வெல்ஷ் தமது துப்பாக்கியில் மறுபடியும் வெடிமருந்து கொட்டி குண்டுகளைப் போட்டு, கிட்டித்து அடுத்த காயைச் சுடுவதற்காக நிமிர்ந்து பார்க்கும்போது, துரைசாமி மற்ற ஐந்து பரங்கிக்காய்களையும் தாக்கி அழித்திருந்தான். துரைசாமி தன் வேல் கம்பினாலும், குத்து வாளினாலும், கட்டாரியினாலும், வளரியினாலும், மற்றும் வில் அம்பினாலும் மற்ற ஐந்து பரங்கிக்காய்களையும் கண்ணிமைக்கும் நேரத்தில் தாக்கி அழித்திருந்தான். அதைக்கண்ட வெல்ஷ் மிரண்டுபோய், துரைசாமியைத் தூக்கிக் கொண்டார்.

அன்றிலிருந்து துரைசாமியே வெல்ஷ் குழுவினருக்குப் பயிற்சி கொடுத்தான். அந்தப் பயிற்சியின்போது சின்னமருதுவும், லெப்டினென்ட் வெல்ஷும் மிகவும் நெருங்கிய நண்பர்களாகப் பழகினர். வெல்ஷ் குழுவினர், சிறுவயலில் தங்கியிருந்த பத்து நாட்களும், வேட்டை, விருந்து, பயிற்சி என்று வேகமாக நகர்ந்து அந்தக்குழு மதுரைக்குத் திரும்பியது.

இதைத் தொடர்ந்து பலமுறை லெப்டினென்ட் வெல்ஷும் மற்ற உயர் ராணுவ அதிகாரிகளும் மருதுபாண்டியரின் சிறுவயலுக்கு விருந்தினராக வந்து தங்கி மருதுபாண்டியரின் திறமையையும் சிவகங்கைச் சீமையின் பலத்தையும் எடை போட்டுச் சென்றனர்.

பாஞ்சாலங்குறிச்சிப் போர்

மதுரை – 1798

கும்பினியின் உயர் ராணுவ அதிகாரிகள், லெப்டினென்ட் ஜேம்ஸ் வெல்ஷ் மற்றும் கலெக்டர் ஜாக்ஸன் ஆகியோர் மறுபடியும் மதுரையில் கூடி ஆலோசனை நடத்துகின்றனர்.

கலெக்டர் ஜாக்சன் பேசினார், “கும்பினியின் உயர் அதிகாரிகளே, நாம் ஏற்கெனவே போட்ட திட்டத்தின்படி செயல்பட வேண்டிய காலம் வந்துவிட்டது. திப்புசுல்தான் ஸ்ரீரங்கப்பட்டிணத்தில் தீவிரமாகப் போர்புரிந்து வருகிறார். ஆகவே, அவர் படைகள் இந்தப் பகுதிக்கு உதவிக்கு வரும் சூழ்நிலையில் இல்லை. கேரள வர்மனுடன் போரிட்டு அவர் நாட்டை நம் கட்டுப்பாட்டில் கொண்டுவந்து விட்டோம். நமது முதல் குறி கட்டபொம்மு நாயக்கரின் பாஞ்சாலங்குறிச்சி. பாஞ்சாலங்குறிச்சி வீரர்களின்வீரத்தைப்பற்றிநமக்குத்தெரியும்.இருந்தாலும், நமக்கு எட்டையபுரத்து வீரர்கள் உதவியினாலும், நம் துப்பாக்கி, பீரங்கிகளின் பலத்தினாலும் நம்மால் அவரை வெல்ல முடியும் என்று எனக்குத் தோன்றுகிறது” என்றார்.

கர்னல் மெக்காலே, "தாங்கள் கூறுவது சரிதான் கலெக்டர் அவர்களே. நமது பீரங்கிகள் பாஞ்சாலங்குறிச்சி கோட்டையைத் தகர்த்துவிட்டால் வெற்றி நமதுதான்", என்றார்.

அப்போது கர்னல் இன்ஸ், "கோட்டைக்கு உள்ளே கட்டபொம்மனை வீழ்த்துவது மிகவும் கடினம். மேலும், கோட்டைக்கு வெளியே காடுகளில் வீரர்களுடன் தங்கியிருந்து தாக்கும் கட்டபொம்மனின் தம்பி ஊமைத்துரையைச் சமாளிப்பது மிக மிகக் கடினம். நமக்கு அதிகப் படைகள் தேவைப்படும்" என்றார்.

அதற்கு கலெக்டர் ஜாக்சன், "நான் மதராஸ் கவர்னருடன் பேசி அதற்கான ஏற்பாடுகளைச் செய்கிறேன். நீங்கள் போருக்குத் தயாராகுங்கள்" என்றார்.

விரைவில் கலெக்டர் ஜாக்ஸன் முயற்சியில் பாஞ்சாலங்குறிச்சியில் வரி வசூல் செய்யும் உரிமையை ஆற்காட்டு நவாபிடம் இருந்து ஆங்கிலேயர் வாங்கினர். எதிர்பார்த்ததுபோலவே, கலெக்டர் ஜாக்ஸன், கட்டபொம்மனிடம் வரி கேட்க, அவரும் மறுத்து ஆங்கிலேயரை உதாசீனப்படுத்த, அதைக் காரணமாகக் கூறி ஆங்கிலேயர் பாஞ்சாலங்குறிச்சி மீது போர்தொடுக்க மேலிடத்தில் இருந்து அனுமதிபெற்று படைகளையும் ஆயுதங்களையும் திரட்டினர். ஆங்கிலேயப் படைகள், எட்டையபுரத்துப் படைகளுடன் சேர்ந்து பலமுறை பாஞ்சாலங்குறிச்சி கோட்டையைத் தாக்க முயற்சித்தும் முடியாமல் மிகபலத்த சேதத்தையும் உயிரிழப்புகளையும் சந்தித்தனர்.

வீரபாண்டிய கட்டபொம்மனும், அவரது தம்பி குமாரசுவாமி என்ற ஊமைத்துரையும் இணைந்து

ஆங்கிலேயர் படையெடுப்பைத் தூளாக்கினர். இதை எதிர்பார்க்காத ஆங்கிலேயர் அவர்களிடம் இருந்த சக்திவாய்ந்த பீரங்கிகளையெல்லாம் வரவழைத்து முழுமூச்சுடன் தாக்கி பாஞ்சாலங்குறிச்சி கோட்டைச் சுவரை தகர்த்தனர். இருப்பினும் உள்ளே நுழைந்த ஆங்கிலேயப் படைவீரர்களில் பலர் வேல்கம்புகளால் குத்தப்பட்டு வீழ்த்தப்பட்டனர். இறுதியாக, கட்டபொம்மனின் படைகள் ஆங்கிலேயரின் பீரங்கி மற்றும் துப்பாக்கிக் குண்டுகளை சாமாளிக்க முடியாமலும், எட்டையபுரத்து வீரர்களின் துரோகத்தாலும், தோல்வியடைந்தனர். போரில் தோல்வியடைந்த கட்டபொம்மன் கைது செய்யப்பட்டு கயத்தாரில் தூக்கில் இடப்பட்டார்.

ஆனால், போரில் படுகாயமுற்ற அவர் தம்பி குமாரசுவாமி என்ற ஊமைத்துரை, போர்க்களத்தில் மயக்கமாகக் கிடந்தார். அன்று மாலை இருள் சூழ்ந்தவுடன் ஒரு பெண் போர்க்களத்திற்குச் சென்ற தன் மகனைக் காணாமல், கையில் விளக்குடன் தேடிக்கொண்டிருந்தாள். பல மரண ஓலங்களுக்கும் உயிரற்ற உடல்களுக்கும் இடையில் அந்தப் பெண் தன் மகன் மார்பில் குண்டு துளைத்து உயிருக்குப் போராடிக்கொண்டு இருப்பதைக் கண்டு பதறிப்போய்த் தூக்கினாள்.

அந்த வீரன் கண்ணைத்திறந்து, “அம்மா, என்னைப் பற்றிக் கவலைப்படாதீர்கள். நீங்கள் எப்படியும் என்னைத் தேடி வருவீர்கள் என்று எனக்குத் தெரியும். என் மார்பில் குண்டுகள் துளைத்து என் உயிர் எப்பொழுது வேண்டுமானாலும் பிரியலாம் என்று மரணத்தை எதிர்பார்த்து, நீங்கள் வந்த பிறகு ஒரு முக்கியமான

பொறுப்பை உங்களிடம் ஒப்படைக்கவேண்டும் என்று என் உயிரைக் கையில் பிடித்துக்கொண்டு இருக்கிறேன். இதோ என் வலதுபுறத்தில் பத்து கெஜ தூரத்தில் நமது சுவாமி (ஊமைத்துரை என்கிற குமாரசுவாமியை மக்கள் சுவாமி என்று அழைப்பது வழக்கம்) படுகாயமுற்று மயங்கிக் கிடக்கிறார். அவரை எப்படியாவது நம் கிராமத்திற்குக் கொண்டு சென்று வைத்தியம் செய்து பிழைக்க வைக்கவேண்டும் அம்மா, இதுவே எனது கடைசி வேண்டுகோள்" என்று கூறிக் கண்களை மூடித் தன் உயிரை விட்டான்.

உடனே அந்தத்தாய் விரைந்து, சுவாமி என்ற ஊமைத்துரை அடிபட்டுக் கிடந்த இடத்திற்குச் சென்று, தன் மகனுக்கு என்று கொண்டுவந்த தண்ணீரை அவர் முகத்தில் தெளித்து, அவர் கண் விழித்தவுடன் அவருக்குக் குடிக்க சிறிது தண்ணீர் கொடுத்து, மெதுவாக உட்கார வைத்தார். சிறிது தெளிந்த ஊமைத்துரை அந்தத் தாயின் உதவியுடன்மெதுவாகச்சென்றுஅந்தத்தாயின்கிராமத்தில் உள்ள அவர் வீட்டை அடைந்தார். அந்தப் பெண்ணின் வயதான தாயார் நிலைமையைப் புரிந்துகொண்டு ஊமைத்துரையை உள்ளே கொண்டு சென்று பாயில் கிடத்தினார். பிறகு அந்தக் கிழவி ஊமைத்துரைக்கு குடிப்பதற்கு நீராகாரம் கொடுத்து, பின் வெளியில் சென்று அந்தக் கிராமத்து வைத்தியரை அழைத்து வந்தார். அந்த வைத்தியர் வந்து ஊமைத்துரையின் காயங்களுக்கு பச்சிலை மருந்து போட்டு கட்டி, அவருக்குக் குடிப்பதற்கு கஷாயம் கொடுத்தார். பிறகு அந்த வைத்தியர், "அம்மா, சரியான நேரத்தில் கொண்டு வந்தீர்கள். சிறிது தாமதமாகி இருந்தாலும், இரத்தப்போக்கில் அவருடைய உயிருக்கு ஆபத்து ஏற்பட்டிருக்கும். நல்லவேளை, நமது சுவாமி

பிழைத்துக் கொள்வார். ஆனால், அவர் காயங்கள் ஆழமானதாக இருப்பதால், ஆறுவதற்கு பல நாட்கள் செல்லும். அதுவரை அவரை இங்கு யாரும் அறியா வண்ணம் பத்திரமாகப் பாதுகாக்கவேண்டும். என்னால் முடிந்த உதவிகளைச் செய்ய நான் கடமைப்பட்டுள்ளேன்" என்று கூறிச் சென்றார்.

பிறகு அந்தப் பெண்ணும் அவர் தாயாரும், ஊமைத்துரையை கண்ணும் கருத்துமாகக் கவனித்து வந்தார்கள். திடீரென்று ஒருநாள் ஆங்கிலேயப் படைவீரர்கள் சிலர் எட்டையபுரத்து வீரர்களுடன் அந்த கிராமத்திற்கு வந்து ஒவ்வொரு வீடாக நுழைந்து தேடினார்கள். எட்டையபுரத்து வீரன் அந்த கிராமத்து மக்களை நோக்கி, "குமாரசுவாமி போரில் படுகாயமடைந்து, தப்பி இந்தப் பகுதியில் ஒளிந்திருப்பதாக ஒற்றர்கள் மூலம் எங்களுக்குச் செய்தி கிடைத்திருக்கிறது. அப்படி யாராவது அவருக்கு அடைக்கலம் கொடுத்தாலோ, அவரைப் பற்றிய தகவலைத் தெரிந்தும் மறைத்தாலோ, அவர்களும் சுவாமியுடன் சேர்த்துத் தூக்கிலிடப்படுவார்கள். நாங்கள் இந்த கிராமம் முழுவதையும் சல்லடையாய் சலிக்கப் போகிறோம், எப்படியும் சுவாமியைப் பிடிக்காமல் விடமாட்டோம்" என்றான்.

இந்தத் தகவல் அறிந்த அந்தப் பெண்ணும் அவர் தாயும் மிகவும் கவலையடைந்து செய்வதறியாது திகைத்தனர். அந்தப் பெண் தன் தாயிடம், "நம்மைத் தூக்கிலிட்டாலும் பரவாயில்லை, நம் சுவாமியை எப்படியாவது காப்பாற்றியே ஆகவேண்டும். என் மகனுடைய கடைசி

ஆசையை நிறைவேற்றியாக வேண்டும் அம்மா. நீதான் எனக்கு வழி சொல்லவேண்டும்" என்றார்.

அந்தக் கிழவி உடனே வெளியே சென்று அருகில் இருந்த வேப்ப மரத்தின் பல கொப்புகளை ஒடித்துக் கொண்டுவந்து வீட்டு முகப்பிலே கட்டினார். உள்ளே சென்று ஊமைத்துரையை பாயில் படுக்கவைத்து முழுவதுமாகசீலையால்மூடி,அவர்மீதும்வேப்பிலையைப் பரப்பினார். அவருடைய செய்கையை புரிந்து கொண்ட அந்தப் பெண் வீட்டு வாசலில் அமர்ந்துகொண்டு ஒப்பாரி வைக்க ஆரம்பித்தாள்.

"ஐயோ, என் ஒரே மகனை ஆத்தா வந்து அடிச்சுருச்சே, மாரியாத்தா, நாங்கள் என்ன பாவம் பண்ணிணோம்? என் ஒரே மகனைக் கொண்டுபோகப் பார்க்கிறாயே. இப்படித்தான் என் புருஷனையும் கொண்டுபோனாய். இப்போ என் பிள்ளையையும் கொண்டுபோறியே. இது உனக்கே நல்லா இருக்கா? இந்த வீடு ஆண் பிள்ளை இல்லாத வீடா போச்சே. மாரியாத்தா, என் புள்ளையை காப்பாத்தினா நான் இருக்கன்குடிக்கு வந்து மொட்டை போடுறேன். என் புள்ளையைக் காப்பாத்து ஆத்தா". என்று பலமாக ஒப்பாரி வைத்துக்கொண்டிருக்கும்போதே, ஆங்கிலேய சிப்பாய்களும், எட்டையபுரத்து வீரர்களும் அந்தப் பகுதிக்கு வந்தனர்.

அவர்கள் ஒவ்வொரு வீடாக உள்ளே நுழைந்து மூலை முடுக்கெல்லாம் தேடிக் கொண்டு வந்தனர்.அந்தப் பெண்ணின் வீட்டருகே வந்தவர்கள், அப்பெண்ணின் ஒப்பாரியைக் கேட்டு, எட்டையபுரத்து வீரனிடம், அவர்கள் ஏன் அழுகின்றார்கள்? என்று கேட்டனர். அந்த எட்டையபுரத்து வீரன் குதிரையில் இருந்து இறங்கி,

அந்தப் பெண்களிடம் வந்து, "என்னம்மா? என்ன ஆச்சு? ஏன் ஒப்பாரி வைக்கிறீர்கள்? என்று கேட்டான். அதற்கு அந்தக் கிழவி, "ஐயா, நீங்கள் வாசலிலே கட்டியிருக்கும் வேப்பிலையை காணலியா? நேத்துதான் என் மருமகன் மாரியாத்தா அடிச்சு (அம்மைநோய்) போய் சேந்துட்டான். இன்னைக்கு என் பேரன் மேல ஆத்தா இறங்கி மூச்சு பேச்சில்லாம கிடக்கிறான். உள்ள வந்து பாருங்கய்யா" என்று அழுதாள்.

உடனே, அந்த எட்டையபுரத்து வீரன் திடுக்கிட்டு அலறி, "ஐயோ, இது ஆத்தா இறங்குன வீடுன்னு தெரியாமப் போச்சே. (ஆங்கிலேய சிப்பாய்களைப் பார்த்து) துரைமார்களே, நாம் உடனடியாக இந்த ஊரில் இருந்து வெளியேறி தப்பிக்கவேண்டும். மாரியாத்தா கண் நம்மமேல பட்டா நாம எல்லோரும் எமலோகம் போக வேண்டியதுதான்" என்று ஓடிச்சென்று தன் குதிரைமேல் ஏறிப் பறந்தே போனான். மற்ற எட்டையபுரத்து வீரர்களும் அங்கிருந்து விரைந்து சென்றனர். ஆங்கிலேய சிப்பாய்களும் ஒன்றும் புரியாமல் அவர்களைத் தொடர்ந்து ஊரைவிட்டு வெளியேறினர்.

அந்தத் தாயின் சமயோசித எண்ணத்தால், அந்த வீட்டில் அம்மை நோய் தாக்கியிருப்பதாக நடித்து, எட்டையபுரத்து வீரர்களையும், ஆங்கிலேயர்களையும் அங்கிருந்து விரட்டி, ஊமைத்துரையைக் காப்பாற்றிய பெருமை அந்தப் பெண்ணையும் அவர் தாயையும் சேரும்.

சற்று நேரத்தில் அங்கு வந்த வைத்தியர், "அம்மா, நான் ஆங்கிலேயரையும் எட்டையபுரத்து வீரர்களையும் பார்த்து மிகவும் பயந்துவிட்டேன்.

உங்கள் புத்திசாலித்தனத்தால் அவர்களை ஏமாற்றி விரட்டிவிட்டீர்கள். அகப்பட்டிருந்தால், நாம் எல்லோரும் தூக்கில் தொங்கியிருப்போம்" என்றார்.

அதற்கு அந்தப்பெண், "என் அம்மாவின் யோசனையால்தான் நம் சுவாமி இன்று பேராபத்திலிருந்து தப்பினார். ஆனாலும் வெகுகாலம் நாம் அவரை இங்கு பாதுகாக்க முடியாது. விரைவில் அவரை பாதுகாப்புடன் இந்த நாட்டுக்கு வெளியே கொண்டுசெல்ல வேண்டும். வைத்தியரே, உங்களுக்குத் தெரிந்த நம்பிக்கையான பாஞ்சாலங்குறிச்சி வீரர்கள் இருந்தால் அழைத்து வரமுடியுமா?" என்று கேட்டார். அதற்கு அந்த வைத்தியர், "காட்டில் உள்ள பாழடைந்த மண்டபத்தில் சில பாஞ்சாலங்குறிச்சி வீரர்கள் ஒளிந்திருக்கின்றனர். அவர்களுக்கு வைத்தியம் பண்ண என்னை அழைத்துச் சென்றிருந்தார்கள். அவர்கள் நம்பிக்கையானவர்கள் போலத்தான் தெரிகிறது. அவர்களில் ஒருவரை அழைத்துவரவா அம்மா?" எனக் கேட்டார்.

அதற்கு அந்தப் பெண்ணின் தாயார், "வைத்தியரே, இங்கு யார் இருக்கிறார் என்ற விபரத்தை சொல்லவேண்டாம். யாரோ ஒரு பாஞ்சாலங்குறிச்சி வீரர் காயம்பட்டு இங்கு ஒளிந்திருக்கிறார் என்று மட்டும் சொல்லி அவர்களில் ஒருவரை மட்டும் அழைத்து வாருங்கள். அந்த மாரியாத்தா நமக்கு துணையிருப்பாள்" என்று சொன்னார். அந்த வைத்தியரும், "நீங்கள் சொல்லுவதுதான் சரி அம்மா, நான் உடனே சென்று, அவர்களைச் சந்தித்து அழைத்து வருகிறேன்" என்று விரைந்தார்.

மலைப்பாங்கான காட்டில் இருந்த ஒரு பாழடைந்த மண்டபத்தில் சில பாஞ்சாலங்குறிச்சி வீரர்கள் மாறுவேடத்தில் தங்கி இருந்தனர். அந்த வைத்தியர் ஏற்கெனவே அறிமுகமானவர் என்பதால் அவர் விரைவாகச் சென்று அவர்களைச் சந்திக்க முடிந்தது.

அந்த வீரர்களின் தலைவன் ரங்கன் என்பவன், "தோழர்களே, நம் வீரர்களை மறுபடியும் ஒருங்கிணைத்து எப்படியும் ஆங்கிலேயரைப் பழிவாங்கவேண்டும். அதற்கு நமக்கு சரியான தலைவரும், உதவிக்கு அண்டை நாட்டுப் படைகளும் கிடைத்தால், நம் எண்ணம் நிறைவேறும்" என்று மற்ற வீரர்களிடம் சொல்லிக்கொண்டிருந்தான். அப்போது, ஒரு வீரன் வைத்தியரை அழைத்துவருகிறான். "ஐயா இந்த வைத்தியர் நம்மை ஒரு முக்கியமான காரியமாகப் பார்த்துப் பேசவேண்டும் என்று வந்திருக்கிறார்" என்றான். அந்தத் தலைவனும், "வாருங்கள் வைத்தியரே, என்ன முக்கியமான காரியம்?" என்று வினவினான்.

அந்த வைத்தியர், "ஐயா, எங்கள் கிராமத்தில் ஒரு பாஞ்சாலங்குறிச்சி வீரர் மிகுந்த காயங்களுடன் அடைக்கலம் ஆகியிருக்கிறார். அவருக்கு நான் தான் வைத்தியம் செய்துகொண்டிருக்கிறேன். அவரை அங்கு நாங்கள் அதிக நாள் பாதுகாப்பாக வைத்திருக்க முடியாது, ஆகையால் நான் தங்கள் உதவியுடன் அவரை இங்கு கொண்டுவந்து விட்டால், அவரும் பாதுகாப்பாக இருப்பார். தங்களில் ஒருவரோ, இருவரோ மட்டும் என்னுடன் வந்து அவரை இங்கு அழைத்துக்கொண்டு வந்தால் நான் உங்களுக்கு மிகவும் நன்றியுடன் இருப்பேன்" என்றார்.

அதற்கு அந்தத் தலைவனும், "வைத்தியரே, அவரையும் எங்களோடு சேர்த்துக்கொள்வதில் எங்களுக்கு ஆட்சேபணையில்லை. இருந்தாலும், அவர் யார்? ஒருவேளை ஆங்கிலேயரின் உளவாளியாக இருப்பாரோ? என்பதையும் கவனிக்கவேண்டும்" என்றான். அதற்கு அந்த வைத்தியர், "ஐயா, அதற்கு நான் உத்திரவாதம். இருந்தாலும், உங்களில் ஒருவர் மட்டும் என்னுடன் வந்து அவரைப் பார்க்கட்டும். உங்களுக்குத் தெரிந்தவராக இருந்து, நம்பிக்கையானவராக இருந்தால், அழைத்துக்கொள்ளுங்கள். இல்லாவிட்டால் அவரை நாங்களே பாதுகாத்துக் கொள்ளக் கடமைப்பட்டுள்ளோம்" என்றார்.

அந்தத் தலைவனும், "சரிதான் வைத்தியரே, உங்களை நம்பி நானே ஒரு வீரனுடன் வருகிறேன். அவரைப் பார்த்துவிட்டு முடிவெடுப்போம். இருந்தாலும், எங்களுக்கு உதவி வேண்டும் வைத்தியரே. எங்களுக்கு உணவிற்குப் போதிய தானியங்கள் இல்லை. எங்களுக்குத் தானியங்களும், உணவுப் பொருட்களும் தங்களால் ஏற்பாடு செய்ய முடியுமா? நாங்கள் அங்கு வரும்போது, திரும்ப எடுத்துக்கொண்டு வரவேண்டும். அதற்கு ஒரு மாட்டு வண்டியும் தேவை" என்றார்.

அதற்கு வைத்தியர், "நம் நாட்டிற்காக, உயிரையும் கொடுக்கத் தயாராக உள்ள உங்களுக்கு நீங்கள் கேட்பதையெல்லாம் கொடுக்க நான் ஏற்பாடு செய்கிறேன். நீங்கள் இன்னும் இரண்டு நாட்களில் பத்திரமாக என் கிராமத்திற்கு வாருங்கள். இப்பொழுது நான் செல்கிறேன். விடைகொடுங்கள் ஐயா" என்று கூறிவிட்டு வைத்தியர் புறப்படுகிறார்.

இரண்டாம் நாள் இரவில் அந்தத் தலைவனும், ஒரு வீரனும் வைத்தியரின் வீட்டிற்கு வந்து கதவைத் தட்டுகின்றனர். வைத்தியர் கதவைத் திறந்து, சீக்கிரமாய் உள்ளே வாருங்கள். யாராவது பார்த்துவிடப் போகிறார்கள். எப்படி வந்தீர்கள்? என்று கேட்டார். அந்தத் தலைவன், "வைத்தியரே, நாங்கள் குதிரைகளில் வந்தோம். குதிரைகளை ஊருக்கு வெளியே கட்டிவைத்துவிட்டுக் கால்நடையாய் இங்கு வந்தோம்" என்றார். வைத்தியர் அவர்கள் இருவரையும் இருளில் அழைத்துக்கொண்டு அந்தப் பெண்ணின் வீட்டிற்கு விரைவாகச் சென்றார். அந்தப் பெண் அவர்களை விரைவாக உள்ளே அழைத்துச் சென்றபின் கதவை சாத்திக்கொண்டார். அந்தப்பெண்ணும், வைத்தியரும் மற்ற இருவரையும் உள்ளே அழைத்துச் சென்று, திரைச் சீலையை விலக்கி, பாயில் படுத்திருந்த குமாரசாமி என்கிற சுவாமி என்கிற ஊமைத்துரையைக் காட்டினர்.

ஊமைத்துரையைக் கண்ட வீரனும் அவன் தலைவனும், அதிர்ந்துபோய், அவர் கால்களில் விழுந்து, "சுவாமி, தங்களைத்தான் நாங்கள் தேடி அலைந்தோம். தங்களைப் பார்க்க முடியாதோ என்று பயந்தோம். அந்த மாரியாத்தாதான் தங்களை எங்களுக்குக் காட்டியது" என்றார். ஊமைத்துரையோ, கண்களில் அந்தப் பெண்ணையும், அவர் தாயையும் காட்டி சைகையில் அவர்களுக்கு நன்றி தெரிவித்தார். அப்பொழுது அந்தத் தாய், "தம்பி, இதோ, என் மகள்தான் அந்த மாரியாத்தா. வழியில் சாகக்கிடந்த சுவாமியை போர்க்களத்தில் இருந்து மீட்டு இங்கு கொண்டுவந்து, ஆங்கிலேயரின் கண்களில் மண்ணைத் தூவி அவரைக் காப்பாற்றியது

இந்த மாரியாத்தாதான். இந்த வைத்தியர்தான் அவருக்கு வைத்தியம் செய்து உயிர்பிழைக்க வைத்தார்" என்றார்.

உடனே, அந்த இரு வீரர்களும், அந்தப் பெண்ணின் கால்களிலிலும், வைத்தியரின் கால்களிலும், விழுந்து வணங்கி தங்கள் நன்றியைத் தெரிவித்துக்கொண்டனர். வைத்தியர், "ஐயா, நமது சுவாமி வெகு நாட்கள் வீட்டினுள்ளேயே அடைந்துகிடந்தால், தன் பலத்தை இழந்துவிடுவார். ஆகவே, தாங்கள் அவரைத் தங்களுடன் அழைத்துச் சென்று பழையபடி பயிற்சி செய்து பழைய பலத்தை மீண்டும் கிடைக்கும்படி செய்யவேண்டும். மேலும் இங்கு அவருக்கு சரியான பாதுகாப்பும் இல்லை. ஆகவே, நீங்கள் இப்பொழுதே அவரை அழைத்துச் செல்வது உசிதம்" என்றார். மேலும், "உங்களுக்கு உணவு தானியங்களோடு, மாட்டு வண்டியும் தயாராக உள்ளது. அந்த மாட்டு வண்டியிலேயே நமது சுவாமியையும் படுக்கவைத்து பத்திரமாகச் செல்லும் வகையில் ஏற்பாடு செய்திருக்கிறேன். உடனே புறப்படுங்கள்" என்றார்.

ஊமைத்துரை அவர்களைப் பார்த்து கண்ணீர் மல்க, சைகையில் அவருடைய நன்றியையும், அன்பையும், அந்தப் பெண்களுக்கும், வைத்தியருக்கும் தெரிவித்து மிகவும் சிரமப்பட்டு எழுந்து அந்த வீரர்களின் உதவியுடன் மெதுவாக நகர்ந்து வெளியில் நின்ற மாட்டுவண்டிக்குச் சென்றார். அந்த வீரர்கள் அவரை அப்படியே தூக்கி மாட்டு வண்டியின் நடுவே, பள்ளமாக அமைக்கப்பட்டிருந்த படுக்கையில் கிடத்தினார்கள். ஊமைத்துரையின்மேல், துணிகளைப் போர்த்தி மறைத்து வைத்தனர். பிறகு, ஒரு உள்ளூர் வண்டி ஓட்டி சொக்கன், மாட்டு வண்டியை ஓட்ட, அவர்கள் இருவரும் குதிரைகளில் புறப்பட்டனர்.

அவரைச் சுற்றி தானிய மூட்டைகளும், காய்கறிகள் மற்றும் உணவுப் பொருட்களும் அடுக்கி வைக்கப்பட்டிருந்தன. வைத்தியர், ரங்கனிடம் தன்னிடமிருந்த சில வராகன்களையும் கொடுத்தார்.

விடியும் நேரத்தில் அவர்கள் மலைக்காட்டின் அடிவாரத்தை அடைந்தனர். அங்கு காத்திருந்த மற்ற பாஞ்சாலங்குறிச்சி வீரர்களுடன், அவர்கள் ஊமைத்துரையை ஒரு துணியில் டோலி கட்டி தூக்கிக்கொண்டு, தானிய மூட்டைகளையும் மற்ற பொருட்களையும் எடுத்துக்கொண்டு மலைமேல் சென்றனர். அந்த வீரர்களின் தலைவன் ரங்கன் வண்டியோட்டி சொக்கனிடம் இரண்டு வராகன் கொடுத்து, வழிச்செலவுக்கு வைத்துக்கொண்டு பத்திரமாக ஊருக்குத் திரும்புமாறு கூறி அனுப்பி வைத்தார்.

வண்டியோட்டி சொக்கன் திரும்பி வரும் வழியில் சிலர் கள் இறக்கி விற்பதையும், பலர் கள்ளை வாங்கி குடித்துவிட்டு அருகில் இருந்த தின்பண்டக் கடையில் வாங்கி சாப்பிடுவதையும் கண்டான். சொக்கனுக்குப் பசியும், கள்ளைப் பார்த்ததும் சபலம் ஏற்பட்டது. அவன் கையில் இருந்த பணமும் மதியை மயக்கி அவன் வண்டியை நிறுத்தி, இறங்கிச் சென்று, ஒரு கலயம் கள்ளை வாங்கிக் குடித்தான். பிறகு அங்கிருந்த தின்பண்டக் கடையில், பண்டங்கள் வாங்கி அங்கேயே அமர்ந்து சாப்பிட ஆரம்பித்தான். இரண்டாவது கலயம் உள்ளே போனதும், சொக்கன் தன்நிலை மறந்து பேச ஆரம்பித்தான்.

அங்கு அவனோடு கள் அருந்திய மற்றவர்கள் அங்கு நடந்த போரைப் பற்றியும், கட்டபொம்மன் தூக்கிலிடப்பட்டதையும், ஊமைத்துரை காணாமல்

போனதைப்பற்றியும் பேசிக்கொண்டிருந்தார்கள். அவர்களில் எட்டையபுரத்து ஒற்றன் ஒருவனும் இருந்தான். அப்போது மிகுந்த போதையில் இருந்த சொக்கன், அவர்களிடம் குறுக்கிட்டு, ஊமைத்துரை காணாமல் போனது உங்களுக்குத் தெரியுமா?" அவர் எங்கே இருக்கிறார் என்று எனக்கு மட்டும்தான் தெரியும். அவர் சாகவில்லை" என்று உளறிக் கொட்டினான். அதைக்கேட்டு திடுக்கிட்ட அந்த ஒற்றன் அங்கிருந்து விரைவாகச் சென்றான். சிறிது நேரத்தில் அந்த ஒற்றன் மேலும் சில வீரர்களோடு அங்கு வந்து சொக்கனைப் பிடித்துக்கொண்டு அருகில் இருந்த ராணுவப் பாசறைக்குக் கொண்டு சென்றார்கள்.

அங்கு அவர்கள் சொக்கனை சித்ரவதை செய்து நடந்த விபரங்கள் அனைத்தையும் தெரிந்து கொண்டு மேலிடத்திற்குத் தகவல் அனுப்பினார்கள். அன்று மாலையே ஒரு படை அங்கு வந்து சொக்கனைக் கட்டி இழுத்துக்கொண்டு ஊமைத்துரையை சொக்கன் இறக்கிவிட்ட மலையடிவாரத்துக்குக் கொண்டு வந்தனர். பிறகு இருட்டியவுடன் அந்தப் படை இரண்டு குழுவாகப் பிரிந்து மலை மீது ஏறி, தேடுதல் வேட்டை நடத்தி, இறுதியாக, அவர்கள் ஒளிந்திருந்த பாழடைந்த மண்டபத்தை அடைந்தனர். அவர்கள் நடமாட்டத்தை அறிந்த காவலாளி ஒருவன் “எச்சரீ” என குரல் எழுப்பி, மற்றவர்களை எச்சரித்தான். அதற்குள் அந்த ஆங்கிலேயப்படை துப்பாக்கிகளுடன் அங்கு இருந்த பாஞ்சாலங்குறிச்சி வீரர்களை சூழ்ந்துகொண்டனர். காவலுக்கு இருந்த தலைவன் ரங்கனும் இரண்டு வீரர்கள் மட்டும் வெளியில் இருந்ததால், அவர்கள் ஒளிந்துகொண்டு அவர்களிடம் பிடிபடாமல் தப்பினர். மண்டபத்தில் இருந்த

மற்ற அனைவருடன் ஊமைத்துரையையும் ஆங்கிலேயப் படையினர் கைது செய்து ராணுவப் பாசறைக்குக் கொண்டு சென்று பிறகு பாளையங்கோட்டை சிறையில் அடைத்தனர். தப்பிய தலைவன் ரங்கனும் மற்ற இரண்டு வீரர்களும் மாறுவேடத்தில் சிவகங்கைச் சீமையை நோக்கி பயணத்தைத் தொடங்கினர்.

ஊமைத்துரையை மீட்க ஆலோசனை

சிறுவயல் 1799

குன்றக்குடியில் முருகனை தரிசித்து வணங்கிவிட்டு, கீழிறங்கிய சின்னமருது அங்கு வந்த பக்தர்களுக்கு உணவளித்துக் கொண்டிருந்தார். அப்போது அவரிடம் வந்த ஒரு வீரன், “அரசே, பாஞ்சாலங்குறிச்சியில் இருந்து மூன்று வீரர்கள் சிறுவயலுக்கு வந்திருக்கிறார்கள். அவர்கள் உடனடியாக தங்களைச் சந்திக்கவேண்டும், மிக அவசரம் என்று கூறினார்கள். நான் அவர்களை அங்கேயே ஓய்வெடுக்கச் சொல்லிவிட்டு தங்களிடம் செய்தியைத் தெரிவிக்க வந்தேன்” என்றான். அதற்கு சின்னமருது “அப்படியா? நாம் உடனே சென்று அவர்களிடம் என்ன விபரம் என்று கேட்போம்” என்று கூறி உடனடியாக குதிரையில் புறப்பட்டார்.

சிறுவயல், மருதுபாண்டியர் வீட்டின் முற்றத்தில் அந்த பாஞ்சாலங்குறிச்சி வீரர்கள் மூவரும் சோர்ந்து படுத்திருந்தார்கள். சின்னமருது வந்தவுடன் துள்ளிக்

குதித்தெழுந்து வணங்கி நின்றார்கள். அவர்களை நோக்கி, சின்னமருது, “வாருங்கள், தம்பிகளே, என்னை அவசரமாகச் சந்திக்க வேண்டும் என்று சொன்னீர்களாம், அதனால் விரைந்து வந்தேன். என்ன நடந்தது?” என்று கேட்டார்.

அதற்கு அந்த வீரர்கள் தலைவன் ரங்கன், “அரசே, எங்கள் நாட்டின் நிலைமை மிக மோசமாக ஆகிவிட்டது. எட்டையப்பரின் துரோகத்தால் எங்கள் மன்னர் கட்டபொம்மன் வீழ்த்தப்பட்டு, பிறகு கயத்தாறில் தூக்கிலிடப்பட்டார். அவர் தம்பி, எங்கள் சுவாமி (ஊமைத்துரை) போர்க்களத்தில் படுகாயமுற்றார்; பிறகு அருகில் இருந்த கிராமத்தாரால் காப்பாற்றப்பட்டு எங்களுடன் மலைக்காட்டில் ஒளிந்து தங்கியிருந்தபோது கும்பினிப் படைகள் சுற்றி வளைத்து அவரைக் கைது செய்து கொண்டுபோய்விட்டனர். சுவாமி மிகவும் பலவீனமாக இருந்ததால், அவரால் கும்பினியாரை எதிர்த்துப் போரிட முடியவில்லை. நாங்கள் மூவரும் தப்பித்து தங்களிடம் வந்து எங்கள் சுவாமியைக் காப்பாற்ற வேண்டிக்கொள்ள வந்தோம்” என்றார்.

இந்தச் செய்தியைக் கேட்ட சின்னமருது, மிகவும் அதிர்ச்சியடைந்து அவர்களிடம், “உங்கள் சுவாமி இப்போது எங்கு இருக்கிறார் என்று உங்களுக்குத் தெரியுமா?” என்று கேட்டார். அதற்கு ரங்கன், “நாங்கள் வரும் வழியில் கேள்விப்பட்ட செய்தியின்படி, அவர் பாளையங்கோட்டையில் சிறை வைக்கப்பட்டிருப்பதாகத் தெரிகிறது மன்னர் அவர்களே, என்றார்.

உடனே சின்னமருது அருகில் இருந்த வீரனிடம், “நீ இவர்களை அழைத்துச் சென்று உணவளித்து

ஓய்வெடுக்க ஒரு இடம் ஏற்பாடு செய். நான் மூத்தவர்களுடன் என்ன செய்யவேண்டும் என்று கலந்து ஆலோசிக்கிறேன்" என்றார்.

சின்னமருது உடனடியாக பெரியமருதுவையும், மந்திரி தாண்டவராயன் பிள்ளையையும் கலந்து பேசி, நாட்டில் உள்ள அனைத்து நாட்டு அம்பலக்காரர்களையும், படைத் தலைவர்களையும் கூட்டி, என்ன செய்வது என்று கலந்து பேசி முடிவெடுக்க ஏற்பாடுகள் செய்தார்.

சிவகங்கை அரண்மனை 1799

அரண்மனையின் ஆலோசனை மண்டபத்தில் கூட்டம் கூட்டப்பட்டது. மன்னர் வெங்கம் உடையணத் தேவர் தலைமையில் பெரியமருது பேசினார். "நமக்கு அண்டை நாடாகவும், நம்முடன் மிகுந்த நட்புடனும் பாசத்துடனும் இருந்த பாஞ்சாலங்குறிச்சி, வரி கொடுக்கவில்லை என்ற காரணத்திற்காக ஆற்காடு நவாபிடமிருந்த வரி வசூலிக்கும் உரிமையை கும்பினியார் விலைக்கு வாங்கி, பாஞ்சாலங்குறிச்சி மீது போர்தொடுத்து, மாவீரன் கட்டபொம்மனைக் கைது செய்து தூக்கில் இட்டுக் கொன்றுவிட்டார்கள். அங்கிருந்து தப்பிய கட்டபொம்மனின் தம்பி ஊமைத்துரையைக் காட்டில் வைத்துக் கைது செய்துப் பாளையங்கோட்டையில் சிறையில் அடைத்து வைத்திருக்கிறார்கள். விரைவில் அவரும் தூக்கில் இடப்படுவார். நம்மிடம் உதவி கேட்டு அங்கிருந்து தூதுவர்கள் வந்துள்ளார்கள். இது மிகவும் தீர்க்கமாக ஆலோசித்து முடிவெடுக்க வேண்டிய விஷயம். ஆகவேதான் இந்த நாட்டுக் கூட்டத்தைக் கூட்டியிருக்கிறோம். நாட்டார்கள் தங்கள் எண்ணங்களைத் தெரிவிக்கலாம். அதற்குமுன் சின்னமருது தன் கருத்தினைக் கூற விரும்புகிறார். அவர் முதலில் பேசட்டும்" என்றார்.

சின்னமருது எழுந்து மன்னரை வணங்கி, பின் பெரிய மருதுவை வணங்கி அதன்பின் கூட்டத்தில் இருப்போரைப் பார்த்து வணங்கி பேசத் தொடங்கினார். "இவ்வளவு நாட்கள் சும்மா இருந்த கும்பினியார் திடீரென ஆற்காடு நவாபிடம் கப்பம் வசூலிக்கும் உரிமையை விலைக்கு வாங்கி, அதைக் காரணமாகக் காட்டி, பாஞ்சாலங்குறிச்சி மீது போர் தொடுத்துக் கைப்பற்றியிருக்கிறார்கள். அவர்கள் ஏதோ பெரிய சதித்திட்டத்துடன்தான் ஜம்பு தீபகற்பத்தின் இந்தப் பகுதியில் போரைத் தொடங்கியிருக்கிறார்கள். நாம் ஆற்காட்டு நவாபையும், கும்பினிப் படைகளையும் தோற்கடித்து சிவகங்கைச் சீமையை ஆட்சிபுரிந்து வருகிறோம். ஆகவே, கும்பினியார் நம் மீது போர்த் தொடுப்பதற்குத் தகுந்த காரணங்கள் அவர்களிடம் கிடையாது. அதற்கு நாம் இடம் கொடுக்கவேண்டாம். சிவகங்கைச் சீமை இதில் தலையிடாமல் அமைதியை விரும்புவதுபோல் நாம் கும்பினியாருடன் நட்புடன் இருப்போம். அது நமது நாட்டின் முடிவாக இருக்க வேண்டும் என்று விரும்புகிறேன். ஆனால், ஊமைத்துரை எனக்கு மிக நெருங்கிய உயிர்நண்பன். உதவி கேட்டு ஆள் அனுப்பியிருக்கிறார். ஆபத்தில் இருக்கிறார். ஆகவே, நான் தனிப்பட்ட முறையில் எங்கள் நட்பை மதித்து எனக்கு நம்பிக்கையான சிலரை அழைத்துக்கொண்டு மாறுவேடத்தில் சென்று என் நண்பன் ஊமைத்துரையை பாளையங்கோட்டை சிறையில் இருந்து தப்பவைக்க முயற்சி செய்யலாம் என எண்ணுகிறேன். இதற்கு உங்கள் கருத்துக்களும், அனுமதியும் தேவை" என்றார்.

நாட்டு அம்பலக்காரர்கள் கலந்து பேசினர். அவர்களுள் மூத்த அம்பலக்காரர் எழுந்து, "அரசே, சின்னமருது கூறுவது ஒரு விதத்தில் சரியாகப் பட்டாலும்,

கும்பினியார் வேறு ஏதாவது ஒரு காரணத்தை உருவாக்கி நம் மீதும் போர்தொடுப்பார்கள் என்றே எங்களுக்குத் தோன்றுகிறது. அவர்களின் சதித்திட்டத்தின் தொடக்கம்தான் பாஞ்சாலங்குறிச்சிப்போர். ஆகவே, நாம் கட்டபொம்மனை தூக்கிலிடப்பட்டதைக் காரணமாக வைத்து கும்பினியார் படைகள் மீது போர்தொடுத்து அவர்களை இந்த ஜம்பு தீபகற்பத்தை விட்டே விரட்டவேண்டும் என நாங்கள் கருதுகிறோம்" என்றார்.

அதற்கு மன்னர் வெங்கம் உடையணத்தேவர், "அம்பலக்காரரே, தங்கள் கருத்து மிகத் தீர்க்கமாக சிந்தித்து எடுக்கப்பட்டது. அதுவே சரி என்று எனக்கும் தோன்றுகிறது, உங்கள் கருத்து என்ன பெரியமருது?" எனக் கேட்டார்.

அதற்குப் பெரியமருது எழுந்து, "மன்னர் அவர்களே, நானும் உங்கள் கருத்தை ஆமோதிக்கிறேன். ஆனால், போருக்குத் தயாராவதற்கு நமக்கு சில காலம் பிடிக்கும். படைகளைத் திரட்டவேண்டும், அவர்களுக்குப் போர்ப்பயிற்சி கொடுக்க வேண்டும். அவர்களுக்கு வேண்டிய போர்த் தளவாடங்கள், உணவு தானியங்களும் சேகரிக்க வேண்டும். அதற்குள் ஊமைத்துரையை தூக்கிலிட்டு விடுவார்கள். ஆகவே, சின்ன மருது கூறியபடி அவர் சில வீரர்களுடன் மாறுவேடத்தில் சென்று பாளையங்கோட்டைச் சிறையில் இருந்து ஊமைத்துரையைக் காப்பாற்ற முயற்சி செய்ய தங்கள் அனுமதி வேண்டும் மன்னா" என்றார்.

அதற்கு மன்னர், "அம்பலக்காரர்கள் கருத்துதான் என் கருத்து" என்றார். அந்த மூத்த அம்பலக்காரர் எழுந்து, "மன்னா, நமது சிவகங்கைச் சீமையில்

மன்னர் என்ன உத்தரவு போட்டாலும், மறுபேச்சின்றி செயல்படுத்துவதுதான் நாட்டு அம்பலக்காரர்களின் கடமை. அது சரி அல்லது தவறு என்று எண்ணக்கூட எங்களுக்கு உரிமையில்லை. ஆகவே, மன்னரின் உத்தரவுதான் சின்ன மருதுவுக்குத் தேவை. நாங்கள் போருக்குத் தேவையான ஏற்பாடுகளைச் செய்கிறோம். சுப்பிரமணியன் சேர்வை படை திரட்டட்டும். நாங்கள் உணவு தானியங்களையும், ஆயுதங்களையும் சேகரிக்கின்றோம்" என்றார்.

மன்னர் சின்னமருதுவை நோக்கி, "சின்னமருது, உங்கள் மீது எனக்கு மிகுந்த நம்பிக்கை உண்டு. நீங்கள் உங்களுக்குத் தேவையான வீரர்களை அழைத்துக்கொண்டு, மாறுவேடத்தில் சென்று பாளையங்கோட்டை சிறையில் இருந்து ஊமைத்துரையைக் காப்பாற்றுங்கள்" என்று கூறிக் கொண்டிருக்கும்போதே, படமாத்தூர் அம்பலக்காரர் உடையாத் தேவர் எழுந்து, "மன்னா, நான் என் கருத்தைக் கூறலாமா?" என்று கேட்டார். அதற்கு மன்னர், "சொல்லுங்கள், படமாத்தூராரே" என்றார்.

உடனே உடையாத் தேவர், "மன்னருக்கும், இங்குள்ள மூத்த அம்பலக்காரர்களுக்கும் என் வணக்கம். இந்தச் சூழ்நிலை, சின்ன மருது தன் நண்பரைக் காப்பாற்றுவதற்காக உருவாக்கப்பட்டது என்று நான் கருதுகிறேன். கும்பினியார் நம்முடன் மிகுந்த நட்புடன் இருக்கிறார்கள். அவர்களை விரோதித்துக்கொண்டு ஊமைத்துரையைக் காப்பாற்ற வேண்டிய அவசியம் நமக்கு இல்லை. ஊமைத்துரையை நாம் காப்பாற்றினால், அந்த ஒரு காரணத்தினாலேயே கும்பினியார் நமக்கு

விரோதியாகி விடுவார்கள். இது தேவையில்லாமல் அமைதியாக இருக்கும் நம் சிவகங்கைச் சீமையை சின்னாபின்னமாக்கும். ஆகவே, மன்னர் தம் முடிவை மறு பரிசீலனை செய்யவேண்டும் என்று கேட்டுக்கொள்கிறேன்" என்றார்.

அதற்கு மன்னர், "படமாத்தூராரே, மருதுபாண்டியர் கடந்த 20 வருடங்களாக இந்த நாட்டைக் கண்ணும் கருத்துமாக நிர்வாகம் செய்து, செழிப்படையச் செய்து, சீரும் சிறப்புமாக வழிநடத்தி வருகின்றனர். நமக்கு எதிரிகளே இல்லை என்று பெருமை கொள்ளும் அளவிற்கு நம் நாட்டைக் காத்து வருகின்றனர். இப்பொழுது நாம் சும்மா இருந்துவிட்டால், கும்பினியார், நாம் பயந்து விட்டதாகக் கருதி வேறு ஏதாவது ஒரு காரணத்தைக் கண்டுபிடித்து எப்படியும் நம்மீது போர் தொடுப்பார்கள் என்றே நாங்கள் கருதுகிறோம். கும்பினியார் சூழ்ச்சியில் வல்லவர்கள். ஆகவே, நாம் எச்சரிக்கையாக இருப்பது நல்லது. மேலும், நம்மிடம் உதவி கேட்டு வரும் நட்பு நாட்டிற்கு உதவாமல் இருப்பது நமது பண்பாடல்ல. ஆகவே, சின்னமருது உடனடியாக பாளையங்கோட்டை செல்ல ஏற்பாடு செய்யுங்கள். இதுவே என் உத்தரவு" என்றார்.

பாளை சிறை உடைப்பு

பாளையங்கோட்டை 1799

அந்த மூன்று பாஞ்சாலங்குறிச்சி வீரர்களுடன், சின்ன மருது, உதய பெருமாளையும், அவருடன் இருந்த 20 திடகாத்திரமான வீரர்களையும், பயணத்திற்குத் தேவையான பொருட்களையும் எடுத்துக்கொண்டு அனைவரும் மாறுவேடத்தில் புறப்பட்டார்கள். அது திருச்செந்தூர் முருகனுக்குக் காவடி எடுத்து பக்தர்கள் செல்லும் காலமாக இருந்ததால், அவர்களும் பக்தர்கள் போல் காவடிகளைத் தூக்கிக்கொண்டு, காவடிகளில் ஆயுதங்களை மறைத்துக்கொண்டு, வேல், கம்புகளை அலங்கரித்து ஊன்று கோல்கள் போல் வைத்துக்கொண்டு பக்தர்கள் கூட்டத்துடன் திருச்செந்தூர் சென்றார்கள். வழி நெடுக, பக்தர்களுக்கு உணவு அளிக்கப்பட்ட இடங்களில் உண்டு பகலில் ஓய்வெடுத்து, இரவெல்லாம் நடந்து சென்று திருச்செந்தூரை அடைந்தார்கள். அங்கு அவர்கள் ஒரு சத்திரத்தில் தங்கினர்.

பாஞ்சாலங்குறிச்சி வீரர்களின் தலைவன் ரங்கன் சின்ன மருதுவிடம், "அரசே, முதலில் நாம் இருவர்

மட்டும் சத்திரம் நிர்வாகியிடம் பேசி இரண்டு குதிரைகள் பெற்றுக்கொண்டு பாளையங்கோட்டை செல்வோம். அங்கு என் நண்பர் மாரியப்ப நாடார், காய்கறி வியாபாரம் செய்கிறார். அவர் நமக்கு ஆதரவானவர். அவர் மூலம் அங்கிருக்கும் சூழ்நிலைகளைப் பற்றித் தெரிந்துகொண்டு, சரியாக திட்டம் தீட்டி, அனைவருடனும் திரும்பச்சென்று திட்டத்தைச் செயல்படுத்துவோம்" என்றார்.

சின்னமருதுவும், "இது சரியான யோசனை. உடனடியாக இரண்டு குதிரைகளுக்கு ஏற்பாடு செய்யுங்கள். இன்று இரவே நாம் இருவரும் பாளையங்கோட்டை செல்வோம்" என்றார்.

உடனடியாக, ரங்கன் சத்திர நிர்வாகியிடம் பேசி சிறிது பணம் கொடுத்து இரண்டு குதிரைகளைக் கொண்டுவந்தார். அன்று இரவே சின்னமருதுவும், ரங்கனும் வேறு மாறுவேடத்தில் புறப்பட்டு பாளையங்கோட்டை சென்றார்கள். அவர்கள் பாளையங்கோட்டை காய்கறிச் சந்தையை அடைந்தபோது விடிய ஆரம்பித்துவிட்டது. அப்பொழுதுதான் கடையைத் திறந்து காய்கறிகளை மாட்டுவண்டியில் இருந்து இறக்கப்படுவதை அந்த வியாபாரி மாரியப்ப நாடார் கணக்கெடுத்துக் கொண்டிருந்தார். தம் குதிரைகளை சந்தைக்கு வெளியிலேயே கட்டிவிட்டு, சின்ன மருதுவும், ரங்கனும், அந்த வியாபாரியிடம் வந்தனர். ரங்கன் தன்னை அடையாளப்படுத்தியவுடன் அந்த வியாபாரி மாரியப்ப நாடார் அவர்கள் இருவரையும் பரபரப்புடன் கடை கொட்டகைக்கு உள்ளே அழைத்துச் சென்றார்.

அந்த வீரர் ரங்கன், வியாபாரி மாரியப்ப நாடாரிடம் "இவர் யார் என்று அப்புறம் சொல்கிறேன். நாங்கள் ஒரு

மிக முக்கியமான காரியமாக இங்கு வந்திருக்கிறோம். அதற்கு உங்கள் உதவி தேவை" என்றார். அதற்கு அந்த வியாபாரி, "உங்களுக்கு முக்கியமான காரியம் என்றால், அது எனக்கும் முக்கியமான காரியம். அதில் என் பங்கும் இருக்கவேண்டும் என்று எண்ணுகிறேன். நீங்கள் சற்று விவரமாகக் கூறுங்கள்" என்றார்.

அப்போது சின்ன மருது, "ஐயா, நான் சின்னமருது. உங்கள் சுவாமி ஊமைத்துரையின் ஆத்ம நண்பன். அவரை எப்படியாவது பாளையங்கோட்டைச் சிறையிலிருந்து காப்பாற்றவேண்டும் என்று இங்கு வந்துள்ளோம்", என்று பேசிக்கொண்டு இருக்கும்போதே, துள்ளி எழுந்த மாரியப்ப நாடார், "அரசே, தங்கள் முன் நான் உட்கார்ந்துகொண்டு பேசியதற்கு என்னை மன்னிக்க வேண்டும். தாங்கள் யார் என்று எனக்குத் தெரியாததால் நான் அமர்ந்துவிட்டேன். தங்களின் வீரத்தையும், ஆற்றலையும் பற்றி நிறைய கேள்விப்பட்டிருக்கிறேன். தாங்கள் என் இடத்திற்கு வந்து என்னையும் உங்களில் ஒருவனாக ஏற்றுக்கொள்வீர்கள் என்று நான் கனவிலும் நினைத்ததில்லை. நான் மிகவும் பாக்கியம் செய்துள்ளேன். நான் என்ன செய்யவேண்டும் என்று உத்தரவு இடுங்கள் அரசே, உங்கள் உயிரைப் பணையம் வைத்து எங்கள் சுவாமியை விடுவிக்க வந்திருக்கிறீர்கள். அதற்கு நாங்கள் என்ன வேண்டுமானாலும் செய்ய கடமைப்பட்டுள்ளோம்" என்று வணங்கி நின்றார்.

அதற்கு சின்னமருது, "நண்பரே, முதலில் நாங்கள் வந்திருக்கும் காரணத்தை சிறையில் இருக்கும் உங்கள் சுவாமிக்குத் தெரியப்படுத்தி, அவரைத் தயார் செய்ய வேண்டும். பிறகு நாம் அனைவரையும்

வரவழைத்து எப்படி, எப்பொழுது சிறைச்சாலையைத் தாக்கி அவர்களை மீட்டு பாதுகாப்பாக சிவகங்கைக்குக் கொண்டு செல்லவேண்டும் என்று திட்டமிடவேண்டும்" என்றார்.

அதற்கு மாரியப்ப நாடார், "அரசே, அதற்கு ஒரு வழி இருக்கிறது. தினமும் சிறைச்சாலைக்கு வேண்டிய காய்கறிகள் என் கடையில் இருந்துதான் வாங்குகிறார்கள். தலைமை சமையற்காரர் போத்திபகடை எனக்கு மிகவும் வேண்டியவர். நமது மன்னர் கட்டபொம்மன் மீது மிகுந்த மரியாதையும் பற்றும் கொண்டிருந்தவர். அவர்தான் நம் சுவாமியை சிறைச்சாலையில் நன்கு கவனித்து வருகிறார். அவர் மூலம் நாம் சுவாமிக்குச் செய்தி சொல்லி அனுப்பமுடியும். இன்னும் சிறிது நேரத்தில் அவர் நம் கடைக்கு காய்கறி வாங்க வருவார். அவரிடம் நேரடியாகப் பேசலாம். மிகவும் நம்பிக்கைக்குரியவர். அவர் வருவதற்குள் தாங்கள் என் கொட்டகையில் உணவு எடுத்துக்கொண்டு, சற்று ஓய்வெடுக்கவேண்டும்" என்றார்.

சிறிது நேரம் சென்று அந்தக் கடைக்கு சிறைச்சாலை தலைமை சமையற்காரர் போத்திபகடை வந்தார். வண்ண வேட்டி கட்டி, மேல்சட்டை அணிந்திருந்தார். பெரிய குங்குமப் பொட்டுடன் கூந்தலை அள்ளி முடிந்திருந்தார் (பொதுவாக ஆண்கள் மேல் சட்டை அணிவதில்லை) அவரைக் கண்டதும் மாரியப்ப நாடார், "வாருங்கள் போத்திபகடை. தங்களுக்கு வேண்டிய காய்கறிகள் எடுத்துக்கொள்ளுங்கள் என்று கூறிவிட்டு, அருகில் சென்று காதோரமாக, "போத்திபகடை உங்களிடம் ஒரு முக்கியமான விஷயமாகப் பேசவேண்டும். கொட்டகைக்குள்ளே சிறிது வர முடியுமா?" என்றார்.

முதலில் யோசித்த போத்திபகடை, அந்த வியாபாரியின் பின்னே அந்தக் கொட்டகைக்குள் நுழைந்தார். அங்கு மற்ற இருவரைக்கண்ட போத்திபகடை "யார் இவர்கள்? இவர்களை இதற்குமுன் இங்கு கண்டதில்லையே" என்றார். அதற்கு மாரியப்ப நாடார் பாஞ்சாலங்குறிச்சி வீரரைக்காட்டி, "இவர் நமது சுவாமியின் படைவீரர், அந்த மற்றொருவர் மாவீரர் மன்னர் சின்னமருது" என்று கூறியவுடன் திகைத்துக் போய் நின்ற போத்திபகடை பயத்தால் நடுங்க ஆரம்பித்தார். அவரிடம் சின்ன மருது, "ஐயா, நாங்கள் என் உயிர் நண்பன் உங்கள் சுவாமியைக் காப்பாற்ற வேண்டும் என்று இங்கு வந்திருக்கிறோம். எங்களுக்கு உங்கள் உதவி தேவை. இதில் மிகுந்த ஆபத்து இருக்கும் என்று எனக்குத் தெரியும். ஆகவே, நீங்கள் யாருக்கும் தெரியாமல் சில தகவல்கள் எங்களுக்குக் கொடுத்தாலே போதும். மற்றவைகளை நாங்கள் பார்த்துக்கொள்வோம்" என்றார்.

சிறிது நேரம் சிந்தித்த போத்திபகடை, "எங்கள் மன்னரைக்காக்க நீங்கள் உங்கள் உயிரைப் பணையம் வைத்து இவ்வளவு தூரம் வந்திருக்கும்போது, நாங்கள் எங்கள் மன்னரைக் காக்க எங்கள் உயிரையும் தரத் தயாராக இருக்கிறோம். என் உயிர்போனாலும் பரவாயில்லை. எங்கள் சுவாமியைக் காக்க, நான் என்ன உதவி வேண்டுமானாலும், செய்யத் தயாராக இருக்கிறேன்" என்றார். அதற்கு சின்னமருது, "உங்கள் நாட்டுப்பற்றையும் தியாக உணர்ச்சியையும் பெரிதும் மதிக்கிறேன். முதலில் நீங்கள் சிறையில் இருக்கும் சுவாமியிடம் நாங்கள் இங்கு வந்திருப்பதாகவும், சிறைச்சாலையைத் தாக்கி மீட்கத் தகுந்த சந்தர்ப்பத்தை எதிர்பார்த்துக் கொண்டிருப்பதாகவும், அதற்குத் தயாராக

இருக்கும்படியும் தெரியப்படுத்துங்கள். மீண்டும் நாளை காலை இங்கு சந்தித்து நம் திட்டங்களைப் பற்றி ஆலோசிக்கலாம்" என்றார்.

அதற்கு போத்திபகடை, "பாளையங்கோட்டை சிறை மிகுந்த பாதுகாப்பு உள்ள சிறைச்சாலை. துப்பாக்கி ஏந்திய பல காவலாளிகள் உள்ளேயும் வெளியேயும் காவல் இருக்கிறார்கள். அருகிலேயே ராணுவ அதிகாரிகள் வீடுகள் இருப்பதால் அங்கும் காவலர்கள் இருப்பார்கள். சிறைச்சாலைக்கு வெளியே கண்காணிப்பு கோபுரத்தில் எந்நேரமும் காவலர்கள் இருப்பார்கள். எந்த ஒரு சிறு சலசலப்பு இருந்தாலும், அவர்கள் அபாய சங்கு ஊதுவார்கள். ஆகவே, நாம் மிக எச்சரிக்கையாகத் திட்டமிடவேண்டும்" என்றார். சின்னமருதுவும், "நாம் அனைத்து விபரங்களையும் கருத்தில் கொள்வோம். நாளை காலை இங்கு சந்திப்போம்" என்றார்.

அன்று பகலில், சிறைச்சாலையில் கை கால்களில் சங்கிலிகளால் பிணைக்கப்பட்ட ஊமைத்துரைக்கு உணவு வழங்குவது போல அருகில் சென்ற போத்திபகடை, "சுவாமி, நமக்கு நல்ல நேரம் வந்துவிட்டது. உங்கள் நண்பர் சின்னமருது, "தங்களைக் காப்பாற்ற வேண்டும் என்ற எண்ணத்துடன் பாளையங்கோட்டைக்கு வந்திருக்கிறார். சிறைச்சாலையைத் தகர்த்து, தங்களை மீட்கத் தகுந்த நேரம் எதிர்பார்த்துக் காத்துக்கொண்டிருக்கிறார். இந்தச் செய்தியை தங்களுக்குத் தெரிவித்து அதற்கு நீங்கள் தயாராக இருக்கும்படிக் கூறச் சொன்னார்" என்றார்.

இதைச் சற்றும் எதிர்பாராத ஊமைத்துரை திடுக்கிட்டு, தலையை அசைத்தார். பின்பு சைகையில் எப்பொழுது வருவார்கள் என்று கேட்டார். அதற்கு போத்திபகடை,

"அதற்குத் தகுந்த நேரம் வந்த உடன் நானே உங்களுக்குத் தெரிவிப்பேன்" என்றார். அப்போது அருகில் இருந்த ஒரு வீரர், "சின்ன மருதுவின் உயிருக்கு ஏதேனும் ஆபத்து ஏற்படப்போகிறது. எச்சரிக்கையாக இருக்கச் சொல்லுங்கள்" என்றார். அதற்கு போத்திபகடை, "சின்னமருதுவின் உயிரை எடுக்கும் அளவிற்கு வீரர்கள் இந்த நாட்டிலேயே கிடையாது. அதுவும் கும்பினியாரால் முடியவே முடியாது. விரைவில் நான் நல்ல செய்தியுடன் வருகிறேன்" என்று கூறிச் சென்றார்.

அன்று முழுவதும் மிகத் தீவிரமாக சிந்தித்த போத்திபகடை, எப்படியாவது சுவாமியைக் காப்பாற்றிவிடவேண்டும், தன் உயிர் போனால் கூடப் பரவாயில்லை என்று முடிவெடுத்தார். மறுநாள் காலை, காய்கறிச் சந்தையில் வியாபாரியின் கொட்டகையில் சின்னமருதுவையும், மற்றவர்களையும் பார்த்து போத்திபகடை, "அரசே, தாங்கள் கூறியபடி, சுவாமியிடம் தாங்கள் வந்திருப்பதையும், நோக்கத்தையும் தெரிவித்துவிட்டேன். நான் இரவு முழுவதும் யோசித்து ஒரு திட்டம் போட்டிருக்கிறேன் தாங்கள்தான் அதுபற்றி முடிவெடுக்க வேண்டும்" என்றார். அதற்கு சின்னமருது, "போத்திபகடை, நீங்கள்தான் பாளையங்கோட்டை பற்றியும், சிறைச்சாலையைப் பற்றியும் நன்கு அறிந்தவர். ஆகவே, உங்கள் திட்டம் சரியானதாகத்தான் இருக்கும். எங்களுக்கு விவரமாக கூறுங்கள்" என்றார்.

அதற்கு போத்திபகடை, தரையில் பாளையங்கோட்டை சிறைச்சாலையையும் அதன் சுற்றுப்புறங்களையும் படமாக வரைந்து, சிறைச்சாலையின் கோட்டை வாசல், காவல் கண்காணிப்பு கோபுரம், ஜெயிலர் வீடு,

கும்பினியார் கொண்டாட்டம் நடத்தும் இடம், உள்ளே கைதிகள் இருக்கும் இடம், சிறைக் காவலர்கள் எங்கெங்கு இருப்பார்கள் என்ற விபரம் மற்றும் அருகில் உள்ள குதிரை லாயம் ஆகியவற்றைக் காட்டி திட்டத்தை விவரிக்கிறார்.

“அரசே, இன்னும் இரண்டு தினங்களில் அமாவாசை வருகிறது. அன்றிரவு இராணுவ அதிகாரிகளின் இரவு விருந்தும், கொண்டாட்டமும், ஏற்பாடு செய்யப்பட்டிருக்கிறது. சிறைக் காவலர்கள் தவிர அனைவரும் அந்தக் கொண்டாட்டத்தில் இருப்பார்கள். அந்த சமயம் சிறைக் காவலர்களைத் தாக்கி சிறைக்கதவை உடைத்து, சுவாமியைக் காப்பாற்றலாம்” என்றார்.

அதற்கு சின்னமருது, “சரியான யோசனை. ஆனால் சிறைக்கு உள்ளே கைதிகள் அனைவரும் சங்கிலிகளால் கட்டப்பட்டிருப்பார்களே, அவற்றை உடைக்க நேரமாகும். அதிக சப்தமும் வரும். மேலும், நாங்கள் இருபது பேர் ஆயுதங்களுடன் வந்தால் கும்பினியார் உஷார் ஆகிவிடமாட்டார்களா?” என்றார்.

அதற்கு போத்திபகடை, “அதற்கும் என்னிடம் ஒரு திட்டம் உள்ளது. ஜெயிலரின் மனைவி துரைசாணி கேத்தரீன் அம்மாள் மிகவும் இரக்ககுணம் உள்ளவர். பக்திமான். அனைவரின் இறையுணர்வையும் மதிக்கக் கூடியவர். ஜெயிலர் கொண்டாட்டத்திற்குச் சென்றவுடன், நான் துரைசாணியிடம் கெஞ்சி அமாவாசை அன்று கைதிகள் அனைவரும் இறந்த முன்னோர்களுக்குத் திதி கொடுக்க வேண்டி அனுமதி கேட்கிறார்கள். அது அவர்கள் மதச்சடங்கு, அதற்குக் காய்கறிகளும் இலைகளும் தேவைப்படும். அவர்கள் முன்னோர்களுக்குத் திதி கொடுப்பதற்காக அவர்களுடைய கை, கால் விலங்குகளை

அகற்றச்சொல்லி அனுமதி கேட்டால் நிச்சயமாக இரக்கப்பட்டு பிணைச் சங்கிலிகளை அகற்றச் சொல்லி சிறைக்காவலர்களுக்கு உத்தரவிடுவார்கள். அவர்கள் சங்கிலிகளை அகற்றியவுடன் நான் உங்களுக்குச் சமிக்ஞை செய்வேன். நீங்கள் காய்கறிகள் கொண்டுவரும் மாட்டு வண்டியில் ஒளிந்துகொண்டு வந்து, கோட்டைக் கதவைத் திறந்தவுடன் தாக்கி, அனைவரையும் கூட்டிக்கொண்டு தப்பிவிடுங்கள்" என்றார்.

சின்னமருது அவர் திட்டத்தை மிகவும் மெச்சி, "மிகச் சிறந்த திட்டம் போத்திபகடை, ஆனால் இவ்வளவு பேரையும் கூட்டிக்கொண்டு நாங்கள் எப்படி சிவகங்கைச்சீமைவரை யாரிடமும் சிக்காமல் செல்வது? எதிரிகள் வந்தால் தாக்கி அழிந்து விடுவோம். அவ்வளவு தூரம் கால்நடையாகப் பயணம் செய்வது என்பது எளிதல்ல" என்றார். உடனே போத்திபகடை, "அதற்கும் என்னிடம் ஒரு திட்டம் உள்ளது அரசே. கோட்டை அருகிலேயே குதிரை லாயம் ஒன்று உள்ளது. அங்கு காவல் அதிகமில்லை. நீங்கள் வேண்டிய குதிரைகளை அங்கிருந்து எடுத்துக்கொண்டு விரைவாக சிவகங்கைச் சீமையை அடையலாம்" என்றார். சின்ன மருது வியந்து, "மிகச்சிறந்த திட்டம். அனைத்தையும் ஆலோசித்து தீட்டியிருக்கிறீர்கள். நாம் வரும் அமாவாசை அன்று செயல்படுத்துவோம்" என்றார்.

போத்திபகடை, சின்னமருதுவிடம், "அரசே, நான் அனைத்தைப் பற்றியும் சிந்தித்தாலும், ஒரு பிரச்சினைக்குத் தான் தீர்வுகாண முடியவில்லை. காவல் கண்காணிப்பு கோபுரத்தின் உச்சியில் உள்ள காவலாளி அபாயச் சங்கு எழுப்பினால் கும்பினியார் அனைவரும்

துப்பாக்கிகளுடன் வந்துவிடுவார்கள். அதில் ஏறி அந்தக் காவலாளியைச் சாய்ப்பதற்குள் அவன் அபாயச் சங்கை ஒலித்துவிடுவான். அது ஒன்றுதான் என் திட்டத்தில் ஒரு குறை" என்றார். அதற்குச் சின்ன மருது, "அதைப் பற்றிக் கவலைப்படாதீர்கள் போத்திபகடை. அதை நான் பார்த்துக்கொள்கிறேன்" என்றார்.

போத்திபகடை விடைபெற்றுக்கொண்டு சென்றார். சின்ன மருது, வியாபாரி மாரியப்ப நாடாரிடம், "ஐயா, நாங்கள் திருச்செந்தூர் சென்று மற்றவர்களை அழைத்துக்கொண்டு காய்கறி விற்பவர்கள் போல் இங்கு வந்து அமாவாசை அன்று காலை கூடுவோம்" என்று கூறிவிட்டு சின்னமருதுவும், ரங்கனும் அங்கிருந்து புறப்பட்டனர்.

திருச்செந்தூரில் சின்னமருது தன் வீரர்களுக்குத் திட்டத்தையும், ஒவ்வொருவர் பங்கையும் விவரமாக விளக்கினார். பின்னர், மறுநாள் அவர்கள் வாழை இலைக்கட்டுகள் வாங்கி, அதில் தங்கள் ஆயுதங்களை மறைத்து வைத்துக்கட்டி, பாளையங்கோட்டை பயணத்திற்குத் தயாரானார்கள்.

மறுநாள் அமாவாசை அன்று காலை சின்னமருதுவும் மற்ற வீரர்களும், வாழை இலைக் கட்டு மற்றும் காய்கறி வியாபாரிகள் போல பாளையங்கோட்டை காய்கறிச் சந்தையில் நுழைந்து வியாபாரி மாரியப்ப நாடாரின் கடையை அடைந்தார்கள். அவர்கள் கொண்டு வந்த பொருட்களையெல்லாம், அங்கே இறக்கிவைத்துவிட்டு கொட்டகைக்குள் சென்று அமர்ந்து கொண்டனர். அவர்களுக்கு வேண்டிய உணவு மாரியப்ப நாடாரால் ஏற்பாடு செய்யப்பட்டிருந்தது.

அன்று மாலை ஜெயிலர் கொண்டாட்டத்திற்குப் புறப்பட்டவுடன், காத்திருந்த போத்திபகடை, துரைசாணி காத்தரீன் அம்மாவிடம் சென்று, "துரைசாணி அவர்களே, இன்று அமாவாசை. இங்குள்ள மக்கள் எல்லாம் இறந்துபோன தங்கள் முன்னோர்களுக்கு பூசை செய்து உணவு படைப்பார்கள். அப்போதுதான் இறந்தவர்கள் ஆன்மா சாந்தி அடையும் என்பது அவர்களின் நம்பிக்கை. நம்மிடம் உள்ள கைதிகள் அனைவரின் உறவினர்களும் இந்தப் போரில் இறந்துவிட்டனர். அவர்களுக்குப் பூசை செய்து, உணவு படைத்து வழிபாட்டால் அவர்களது ஆன்மா சாந்தி அடையும் என்று அவர்கள் என்னிடம் வேண்டிக்கொண்டார்கள். துரைசாணி அம்மா பெரிய மனது பண்ணி அவர்களுடைய கை, கால் சங்கிலிகளைக் கழற்றச் சொல்லி உத்தரவு இடவேண்டும். இப்போது ஜெயிலர் துரை இல்லாததால் தாங்கள் உத்தரவு கொடுக்க வேண்டும். அவர்கள் பூசைக்கு வேண்டிய காய்கறிகளையும் வாழை இலைகளையும் நான் சந்தையிலிருந்து கொண்டுவர ஏற்பாடு செய்துள்ளேன். ஆகவே, சிறைச் சாலைக்குள் அந்தக் காய்கறி வண்டியையும் அனுமதிக்க உத்தரவிட வேண்டும்" என்று வேண்டினார்.

அதற்கு ஜெயிலர் மனைவி, "அவசியம் இந்த சடங்கெல்லாம் செய்ய வேண்டுமா? ஜெயிலர் வேறு இங்கு இல்லை. கைதிகள் ஏதாவது பிரச்சினை பண்ணினால் என்ன செய்வது?" என்றார். அதற்கு போத்திபகடை, "நம்மிடம் சிறைக் காவலர்கள் நிறைய ஆயுதங்களுடன் உள்ளனர். சிறைக் கைதிகளும் மிகவும் பலகீனமாகவும் சோர்ந்தும் இருக்கிறார்கள். அவர்களால் ஒன்றும் செய்ய முடியாது. கூடிய விரைவில் அவர்கள் தூக்கில் தொங்கப் போகிறார்கள். ஏதோ அவர்கள் மதச்சடங்குகளை

செய்தால் அவர்கள் முன்னோருடன் சொர்க்கத்திற்கு செல்லலாம் என்று எண்ணுகின்றனர். தாங்கள்தான் பெரிய மனது பண்ணி இதற்கான உத்தரவைக் கொடுக்கவேண்டும்" என்றார்.

கேத்தரீனும், "சரி போத்திபகடை, உனக்காக நான் இந்த உதவியைச் செய்கிறேன். ஏதாவது பிரச்சினை ஏற்பட்டால் நீதான் அதற்குப் பொறுப்பு. உதவி ஜெயிலரை நான் வரச் சொன்னதாகச் சொல்" என்றார். உடனே, போத்திபகடை வேகமாகச் சென்று உதவி ஜெயிலரை அழைத்து வந்தார். அவரிடம் துரைசாணி அம்மா, "உதவி ஜெயிலர், இன்று இரவு நம் கைதிகள் தங்கள் முன்னோருக்கு ஏதோ பூசை செய்ய வேண்டுமாம். அது உண்மையா?" என்றார். அதற்கு பாளையக்காரரான உதவி ஜெயிலர், "ஆம் துரைசாணி அவர்களே, அமாவாசை அன்று இறந்தவர்களுக்கு உணவு படைத்து வணங்குவது இங்கு வழக்கம். ஆனால் கைதிகளுக்கு?" என்று கேட்டார். அதற்கு துரைசாணி அம்மா, "அப்படியானால் காவலை பலப்படுத்தி, கைதிகளின் சங்கிலிகளை அகற்றவும், அவர்களுக்கு காய்கறி வண்டிகள் வந்தால் உள்ளே அனுமதிக்கவும் என் உத்தரவு" என்றார். உதவி ஜெயிலரும், "உத்தரவு துரைசாணி அவர்களே" என்று கூறிச் சென்றார்.

தன் திட்டத்தின் முதல் பகுதி வெற்றியானதை எண்ணி உள்ளூர மகிழ்ந்து போத்திபகடையும் ஜெயிலர் மனைவியிடம், "துரைசாணி அவர்களே, மிக்க நன்றி, நான் சென்று துரைமார்கள் கொண்டாட்டத்திற்குத் தேவையான உணவுப் பொருட்கள் தயாரிக்கச் செல்கிறேன்" என்று கூறிக்கொண்டு, துரைமார்கள் கொண்டாடும் இடத்தை நோக்கி விரைவாகச் சென்றார்.

சிறைச்சாலையில் உள்ள கைதிகள் அனைவரின் சங்கிலிகளும் அகற்றப்பட்டன. அனைவரும் குளித்து பூசைக்குத்தயாராவது போலதயாரானார்கள். அதே சமயம் இரண்டு மாட்டு வண்டிகள் காய்கறி மூட்டைகள் மற்றும் இலைக் கட்டுகளுடன் சிறைச்சாலை வாசலுக்கு வந்தது. முதல் வண்டியை மாறுவேடத்திலிருந்த சின்னமருதுவும், இரண்டாவது வண்டியை பாஞ்சாலங்குறிச்சி வீரன் ரங்கனும் ஓட்டி வந்தனர். இரண்டு வண்டிகளிலும் வீரர்கள் ஆயுதங்களுடன் ஒளிந்திருந்தனர்.

கோட்டை வாசல் காவலாளிகள் சின்ன மருதுவை நோக்கி, “வண்டி எங்கிருந்து வருகிறது. வண்டியில் என்ன இருக்கிறது? என்றார்கள். அதற்குச் சின்னமருது, “ஐயா, காய்கறிச் சந்தையில் இருந்து ஏதோ பூசைக்கு காய்கறி கொண்டு வரச்சொன்னார்கள்” என்றார். காவலர்களும் மேலோட்டமாக வண்டிகளை இருட்டில் பார்த்தார்கள். அதற்குள் உதவி ஜெயிலர் உள்ளே இருந்து, “கோட்டைக் கதவுகளைத் திறந்து அந்த வண்டிகளை உள்ளே அனுப்புங்கள்” என்றார். உடனே, கோட்டைக் கதவு திறக்கப்பட்டது. இரண்டு வண்டிகளும் உள்ளே சென்று நின்றன.

அடுத்த கணம் சின்னமருதுவின் கையில் இருந்த வளரி பறந்து காவல் கண்காணிப்பு கோபுரத்தின் மேல் இருந்த காவலாளியின் கழுத்தை வெட்டிச்சாய்த்து திரும்பி வந்தது. அதே சமயம் வண்டியில் இருந்த வீரர்கள் பாய்ந்து சிறைக்காவலர்களை ஒரே சமயத்தில் தாக்கிக் கொன்றார்கள். அதிக சப்தமும் களேபரமும் இல்லாமல் அனைத்து சிறைக் காவலர்களும் கொல்லப்பட்டு, ஊமைத்துரை மற்றும் இதர கைதிகள் அனைவரையும்

வெளியே கொண்டு வந்து குதிரை லாயத்தை நோக்கிச் சென்றனர். அங்கிருந்த இரண்டு காவலாளிகளையும் வெட்டி வீழ்த்திவிட்டு, அவர்கள் அங்கிருந்த குதிரைகள் மீது ஏறிப் பறந்துசென்றனர்.

செல்லும் வழியில் சின்னமருது ஊமைத்துரையை மட்டும் தனியே அழைத்துக்கொண்டு மற்ற கைதிகளை அவரவர் இடத்திற்கு மாறுவேடத்தில் சென்று தப்பித்துக்கொள்ளுமாறு கூறிவிட்டு சிவகங்கையை நோக்கிச் சென்றார்.

சிறைச்சாலை தாக்கப்பட்டு, கைதிகள் தப்பிய விவரம் விரைவில் கொண்டாட்டத்தில் இருந்த துரைமார்களுக்குத் தெரிய வர, உடனே அவர்கள் துப்பாக்கிகளுடன் சிறைச்சாலைக்கு விரைந்தனர். அவர்கள் வருவதற்குள் அனைவரும் தப்பிவிட்டதால் அவர்கள் மிகுந்த கோபம் கொண்டு மேலிடத்திற்குத் தகவல் தெரிவித்தனர்.

மறுநாள் காலை கலெக்டர் ஜாக்சன் மற்றும் கும்பினியின் உயர் ராணுவ அதிகாரிகள் பாளையங்கோட்டையில் கூடினர். ஜெயிலரும் அவர் மனைவியும் கை விலங்கிடப்பட்டு அமர வைக்கப் பட்டிருந்தனர்.

கலெக்டர் ஜாக்சன் முகத்தில் கோபம் கொப்பளிக்க கர்ஜனையுடன், "எவ்வளவு தைரியம் இருந்தால், நம் கோட்டைக்குள் நுழைந்து நம் காவலர்களைக் கொன்று, நம் கைதிகளைத் தப்பவைத்திருப்பார்கள். நம்மை மிகவும் இழிவாக கேவலப்படுத்தியதாக நான் கருதுகிறேன். இதில் முக்கியமாக ஊமைத்துரை ஒரு போர்க் குற்றவாளி. அவரைத் தப்பவைத்தது மிகப் பெரிய குற்றம். இந்தக் குற்றத்திற்குக் காரணமானவர்கள் அனைவரையும் நாம்

பழிவாங்கியே ஆக வேண்டும். ஆகவே, விசாரணையை ஜெயிலரிடம் இருந்து தொடங்குவோம்" என்றார்.

அதற்கு ஜெயிலர், "எனக்கு இதுபற்றி ஒன்றும் தெரியாது. நேற்று நான் கொண்டாட்டத்திற்குச் சென்று விட்டேன். என் மனைவிதான் பொறுப்பாக இருந்தார்" என்று கூறினார்.

உடனே, கலெக்டர் ஜாக்சன் ஜெயிலரின் மனைவியைப் பார்த்து, "என்ன நடந்தது? என்று மறைக்காமல் கூறுங்கள்" என்றார்.

அதற்கு ஜெயிலரின் மனைவி, "கலெக்டர் அவர்களே, நேற்று என் கணவர் கொண்டாட்டத்திற்குச் சென்ற பிறகு தலைமை சமையற்காரர் போத்திபகடை என்னிடம் வந்து வேண்டி, நேற்று அமாவாசையாக இருந்ததால், கைதிகள் அவர்களுடைய முன்னோர்களுக்கு உணவு படைக்க வேண்டும். அது அவர்களின் வழிபாட்டுமுறை என்றும், அதற்காக அவர்களுடைய கை மற்றும் கால் சங்கிலிகளை அகற்றி அவர்கள் பூசை செய்ய அனுமதிக்க வேண்டும் என்று கேட்டுக்கொண்டார். மேலும், அதற்குத் தேவையான காய்கறி வண்டிகளை சிறைச்சாலைக்குள் அனுமதிக்க வேண்டும் என்றும் வேண்டினார். நானும் மனமிரங்கி, போத்திபகடை பல காலமாக நமக்கு உண்மையாக இருப்பவர்தானே என்று எண்ணி, அனுமதி கொடுத்தேன். அவர் உடனே, கொண்டாட்டத்திற்குச் செல்வதாகக் கூறி புறப்பட்டுச் சென்றார். இந்தத் தாக்குதல் எப்படி யாரால் நடத்தப்பட்டது என்று கடவுள் மீது ஆணையாக எனக்குத் தெரியாது" என்றார்.

அப்பொழுது ஜெயிலர் "நேற்று நாங்கள் இருந்த சூழ்நிலையில் அவர்கள் எண்ணியிருந்தால் எங்கள்

அனைவரையும் அழித்துவிட்டுச் சென்றிருக்க முடியும். ஆனால் அவர்கள் ஊமைத்துரையை மீட்பதிலேயே குறியாக இருந்து தப்பிச்சென்றுவிட்டனர்" என்றார்.

உடனே கலெக்டர் ஜாக்ஸன், "போத்திபகடை எங்கே? உடனே அவனை இங்கு கொண்டு வாருங்கள்" என்றார். அதற்கு ஜெயிலர், "அந்த போத்திபகடையை நான் கைது செய்து சிறையில் அடைத்திருக்கிறேன். உடனே கொண்டுவரச் சொல்கிறேன்" என்றார்.

சிறிது நேரத்தில் போத்திபகடை கை, கால்கள் சங்கிலியால் கட்டப்பட்டவராய் அங்கு கொண்டுவரப்பட்டார். அவரை நோக்கி, கலெக்டர் ஜாக்சன், "இந்த சதித்திட்டத்தில் உன் பங்கு மிகத் தெளிவாகத் தெரிகிறது. நீ இந்தச் சதிச் செயலில் ஈடுபட்டது யார் என்று சொன்னால் உயிர் பிழைப்பாய். இல்லாவிட்டால் உன்னை சித்திரவதை செய்து கொல்ல உத்தரவிடுவேன்" என்றார். அதற்கு போத்திபகடை, "இந்தச் சதித்திட்டம் என்னால் மட்டுமே தீட்டப்பட்டது. இதில் வேறு யாருக்கும் தொடர்பில்லை. போரில் உயிர்பிழைத்த சில பாஞ்சாலங்குறிச்சி வீரர்களின் உதவியோடு நான்தான் இதைச் செய்தேன். எங்கள் சுவாமியைக் காப்பாற்ற வேண்டியது என் கடமை என்று எண்ணி நான் இதைச் செய்தேன். என்னை தூக்கில் போட்டாலும், எனக்கு மகிழ்ச்சிதான்" என்றார்.

கர்னல் மெக்காலே உடனே, "நீ சொல்வது நம்பும்படியாக இல்லை. இப்படி ஒரு தாக்குதலை நடத்தக் கூடியவர்கள் சாதாரண வீரர்கள் இல்லை. அதிக சப்தமில்லாமல் துல்லியமாக இந்தத் தாக்குதல் நடத்தப்பட்டிருக்கிறது. ஒரு காவலருடைய துப்பாக்கி

கூட சுடப்படவில்லை. அதற்குள் அனைவரும் தீர்த்துக்கட்டப்பட்டுள்ளார்கள். எனக்கு ஆச்சரியம் என்னவென்றால், காவல் கண்காணிப்பு கோபுரத்தின் மேல் இருந்த சிப்பாய் கழுத்து வெட்டப்பட்டு இறந்திருக்கிறான். ஆனால், கோபுரத்தின் மேல் ஏறி அவனை வெட்ட சாத்தியமே இல்லை. அதற்குள் அவனால் சுட்டுவிட முடியும் அல்லது அபாய சங்கை ஒலித்திருக்க முடியும். ஆகவே, இது ஒரு தீவிர பயிற்சி பெற்ற ஒரு கூட்டத்தால்தான் செயல்படுத்தியிருக்க முடியும்" என்றார். அதைக் கேட்ட ஜேம்ஸ் வெல்ஷ் லேசாக புன்முறுவல் செய்தார். அவருக்குப் புரிந்தது வளரியால்தான் காவல் கோபுர சிப்பாய் தாக்கப்பட்டிருக்கிறான் என்று. ஆனால் அவர் ஏதும் பேசவில்லை.

அப்போது மிகவும் கோபமடைந்த கர்னல் அக்னியூ தன் வாளை உருவி, போத்திபகடையின் கழுத்தில் வைத்து, "இப்பொழுது நீ யாருக்காக இந்தச் செயலை செய்தாய் என்று சொல்லப் போகிறாயா? இல்லை உன் கழுத்தைச் சீவட்டுமா?" என்றார். அதைக் கேட்டுச் சிரித்த போத்திபகடை தானே தன் கழுத்தை கர்னல் அக்னியூவின் வாளில் அழுத்தி தன் உயிரை மாய்த்துக் கொண்டார்.

அதைக் கண்ட கலெக்டர் ஜாக்சன் மிகவும் கோபமடைந்து, "என்ன ஒரு முட்டாள்தனமான காரியத்தைச் செய்துவிட்டீர்கள் கர்னல் அக்னியூ. நமக்கு இருந்த ஒரே சாட்சி இவன்தான். இவனையும் கொன்றுவிட்டீர்களே. இப்பொழுது நாம் எப்படி, யார் தாக்கியது என்பதைக் கண்டுபிடிப்பது?" என்றார். அதற்கு கர்னல் அக்னியூ, "அதில் சிரமம் ஒன்றும் இல்லை கலெக்டர் அவர்களே, ஊமைத்துரையைக் காப்பாற்றியது

யார்? என்று தகவல் தெரிவிப்பவர்களுக்கு 1000 வராகன் சன்மானம் கொடுக்கப்படும் என்று முரசு அறிவித்தால், பணத்திற்காக காட்டிக்கொடுக்க பலர் வருவார்கள். நான் அதற்கு ஏற்பாடு செய்கிறேன்” என்றார்.

அதன்படி கர்னல் அக்னியூ, அனைத்து நாடுகளிலும், “ஊமைத்துரை என்கிற குமாரசுவாமி என்கிற சுவாமியை பாளையங்கோட்டையில் இருந்து மீட்டுச் சென்றவர்கள் பற்றிய தகவல் தெரிவிப்பவர்களுக்கு 1000 வராகன் சன்மானமாக வழங்கப்படும் என்று கும்பினியார் சார்பாக அறிவிக்கப்படுகிறது. மேற்படி ஊமைத்துரையை உயிருடனோ அல்லது சடலமாகவோ கொண்டு வருபவர்களுக்கு 10,000 வராகன் சன்மானம் வழங்கப்படும்” என்ற செய்தியை பறையறிவிக்கச் செய்தார். ஆனால், சிவகங்கைச் சீமைக்கு ஆள் அனுப்ப முடியவில்லை.

துரோகத்தின் தொடக்கம்

சிவகங்கை 1799

மதுரைக்கு ஒரு கும்பாபிஷேகத்திற்குச் சென்று வந்த புரோகிதர் வைத்தி படமாத்தூர் அம்பலம் உடையாத் தேவருக்கு பிரசாதம் கொடுக்க அவர் வீட்டிற்குச் சென்றார்.

பிரசாதம் கொடுத்துவிட்டு பேசிக்கொண்டிருக்கையில், அவர் உடையாத் தேவரிடம், "அம்பலக்காரரே, உங்களுக்குச்சேதிதெரியுமா?யாரோபாளையங்கோட்டை சிறையை உடைத்து, ஊமைத்துரையை தப்பிக்க வைத்துவிட்டார்களாம். அவர்களைப் பற்றிய தகவல் தெரிவித்தால் 1000 வராகன் சன்மானமாம். ஊமைத்துரையை உயிருடனோ, சடலமாகவோ கொண்டு வந்தால் 10,000 வராகன் சன்மானமாம். கும்பினியார் மதுரையில் பறையறிவித்திருக்கிறார்கள்" என்றார்.

அதற்கு உடையாத் தேவர் "அப்படியா சாமி, நமக்கு 10,000 வராகனுக்குக் கொடுப்பணை இல்லை. ஆனால், 1000 வராகனுக்கு வழியிருக்கிறது என்று

நினைக்கிறேன். ஆனால், அதில் என் உயிருக்கு ஆபத்தும் இருக்கிறது" என்றார்.

அப்படியானால் யார் ஊமைத்துரையைக் காப்பாற்றினார்கள் என்ற விபரம் உமக்குத் தெரியுமா?" என்றார்.

உடையாத் தேவர் "எனக்கு நன்றாகத் தெரியும். அந்த சதி ஆலோசனைக் கூட்டத்திற்கு நானும் சென்றிருந்தேன். அந்த சின்ன மருதுதான் இந்தக் காரியத்தைச் செய்திருக்கிறான். இந்தத் தகவலை நாம் கும்பினியாரிடம் தெரிவித்தால், நமக்கு 1000 வராகன் கிடைக்கும். அதே சமயம் மருதுபாண்டியரின் கோபத்திற்குள்ளாக வேண்டியிருக்கும். நம் உயிருக்கும் பெரும் ஆபத்தாக முடியும்" என்றார்.

அதற்கு அந்த வைத்தி, "என்ன விவரம் இல்லாத ஆளாக இருக்கிறீர் அம்பலக்காரரே? நமக்குக் கிடைக்கும் 1000 வராகனை விட இந்தக் காரியத்தைச் செய்தது மருதுபாண்டியர்கள்தான் என்று கும்பினியாருக்குத் தெரிந்தால், அவர்கள் நிச்சயமாக சிவகங்கை மீது போர்தொடுத்து, மருது பாண்டியரையும் அழிக்காமல் விடமாட்டார்கள். மருதுபாண்டியர் இல்லையென்றால், சிவகங்கையில் அடுத்த மன்னர் நீர்தான். அதற்கு நாமும் கும்பினியாருக்கு உதவுவோம்" என்றார்.

உடையாத்தேவர், "சரியான யோசனைதான். ஆனாலும் பயமாக இருக்கிறது. கும்பினியாரும், மருது பாண்டியரும் நட்பாக இருக்கிறார்களே" என்றார். அதற்கு அந்த வைத்தி, "கும்பினியாரின் நட்பு என்றுமே அழிவுக்காகத்தான். அதற்கான நேரத்திற்காக அவர்கள் காத்திருப்பார்கள். அந்த நேரம் வந்துவிட்டது. உடனே மதுரைக்குப் புறப்படுங்கள். நானும் வருகிறேன்" என்றார்.

மதுரை 1799

மறுநாள், படமாத்தூர் அம்பலக்காரர் உடையாத் தேவர் மாறுவேடத்திலும், உடன் புரோகிதர் வைத்தியையும், அழைத்துக்கொண்டு, மதுரையில் உள்ள கும்பினியாரின் தலைமையிடத்திற்குச் சென்றடைந்தனர். அங்கிருந்த வாயிற் காப்போனிடம், “தங்கள் உயரதிகாரியைச் சந்திக்க வேண்டும். ஒரு முக்கியமான காரியம் அவரிடம் தெரிவிக்கவேண்டும்” என்றார். அந்தக் காவலரும், “எதைப் பற்றி நீங்கள் பேச வந்திருக்கிறீர்கள் என்று தெரிவித்தால் தான் உயரதிகாரியைச் சந்திக்க அனுமதிக்க முடியும்” என்றான். அதற்கு அந்த வைத்தி, “நீங்கள் பறையறிவித்த ஊமைத்துரை தொடர்பான காரியம் பற்றிக் கூற வந்திருக்கிறோம் என்று கூறுங்கள்” என்றார். உள்ளே சென்ற காவலாளி, உடனடியாக திரும்பிவந்து, “உங்களை உடனே உள்ளே வரச்சொன்னார் கர்னல் அக்னியூ” என்று உள்ளே அழைத்துச் சென்றான்.

கும்பினியாரின் அலுவலகத்தின் உள்ளே ஒரு பெரிய மேஜையின் பின் கர்னல் அக்னியூ உட்கார்ந்திருந்தார். மற்ற ராணுவ அதிகாரிகளும் அந்த அறையில் இருந்தனர். கர்னர் அக்னியூ உடையாத் தேவரைப் பார்த்து, “நீங்கள் யார்? எங்கிருந்து வருகிறீர்கள்?” என்று கேட்டார்.

"நாங்கள் யார் என்று தெரிந்தால் எங்கள் உயிருக்கு ஆபத்து. உங்களுக்கு வேண்டிய முக்கியமான தகவலை உங்களிடத்தில் தெரிவித்துவிட்டு சன்மானத்தைப் பெற்றுக்கொள்ளலாம் என்று வந்திருக்கிறோம்" என்றார் உடையாத்தேவர். அதற்கு கர்னல் அக்னியூ, "நீங்கள் யார் என்பது ரகசியமாகவே வைக்கப்படும். ஆனால் நீங்கள் யார் என்பது தெரியாமல், நீங்கள் கூறுவதை நாங்கள் எப்படி நம்பமுடியும். முதலில் நீங்கள் யார் என்று தெரியவேண்டும். பிறகு நீங்கள் தெரிவிக்கும் தகவல் தெரியவேண்டும். பிறகு அதன் உண்மைத்தன்மை அறிந்த பிறகே உங்களை மீண்டும் அழைத்து சன்மானம் வழங்கப்படும். இதுதான் எங்கள் வழக்கம்" என்றார்.

உடையாத்தேவரும், வைத்தியும் சிறிது நேரம் யோசித்தனர். பிறகு வைத்தி பேசினார். "இவர் சிவகங்கை படமாத்தூர் அம்பலக்காரர் உடையாத் தேவர். மாமன்னர் முத்துவடுகநாத தேவரின் அரச வாரிசு. ஆனால் இந்த மருதுபாண்டியர் தலையிட்டு வேலு நாச்சியாரின் மருமகன் வெங்கம் உடையணத் தேவருக்கு பட்டம் சூட்டிவிட்டனர். நான் இவருடைய குடும்பப் பட்டத்து புரோகிதர். தங்களுக்கு வேண்டிய தகவல் இவருக்குத் தெரியும். அதற்காகத்தான் நாங்கள் இங்கு வந்திருக்கிறோம்" என்றார். அதற்கு கர்னல் அக்னியூ, "அப்படியானால் நீங்கள் நம்பத் தகுந்தவர்கள்தான். நீங்கள் சொல்ல வந்த செய்தி என்ன?" என்று கேட்டார்.

அதற்கு உடையாத் தேவர், "சிவகங்கையில் நடைபெற்ற சதி ஆலோசனைக் கூட்டத்திற்கு நானும் சென்றிருந்தேன். அங்கு என் எதிர்ப்பையும் மீறி சின்னமருதுதான் சில வீரர்களுடன் பாளையங்கோட்டை

சென்று ஊமைத்துரையை மீட்டுவரப் போவதாகக் கூறினான். ஆகவே, இந்தக் காரியத்தை சின்னமருதுவைத் தவிர வேறு யாரும் செய்திருக்க முடியாது" என்றார். உடனே, கர்னல் அக்னியூ, "அப்படியானால், சின்ன மருது ஊமைத்துரையை எங்கே மறைத்து வைத்திருக்கிறார் என்று தெரியுமா?" என்று கேட்டார். அதற்கு உடையாத் தேவர், "அந்த விஷயம் யாருக்கும் தெரியாது. மிக இரகசியமாக வைத்திருக்கிறார்கள்" என்றார். கர்னல் அக்னியூ, "சரி அப்படியானால் நீங்கள் கொடுத்த தகவலை உறுதிப்படுத்திய பிறகு உங்கள் சன்மானம் வீடு தேடி வரும்" என்றார். உடனே, உடையாத் தேவர், "துரையவர்களே, தங்களது ஆட்கள் யாரும் என்னைத் தேடி வந்தால், என் மீது மக்களுக்குச் சந்தேகம் வரும். என் உயிருக்கும் ஆபத்து வரும். ஆகவே, என் சொல்லை நம்பி, என் சன்மானத்தை இப்போதே கொடுத்துவிட்டால், நான் யாருக்கும் தெரியாமல் ஊருக்கு போய்ச் சேர்ந்து விடுவேன்" என்றார். சிறிது நேரம் சிந்தித்த கர்னல் அக்னியூ, "சரி அம்பலக்காரரே, எங்களுக்கு உங்களைப் போன்றவர்களின் நட்பும், உதவியும், ஆதரவும் தேவைப்படும். இப்பொழுது நீங்கள் உங்கள் சன்மானத்தைப் பெற்றுக் கொள்ளலாம். விரைவில் நாம் மறுபடியும் சந்திக்க வேண்டியிருக்கும். நாம் நட்புடன் இருப்போம்" என்று கூறி 1000 வராகன் கொண்டுவரச் சொல்லி உடையாத் தேவரிடம் கொடுக்க, அவர்கள் அதைப் பெற்றுக்கொண்டு தலை தாழ்த்தி வணங்கி நன்றி தெரிவித்து விடைபெற்றனர்.

மறுநாள் அவசரமாக கலெக்டர் ஜாக்சன் அலுவலகத்தில் கும்பினியின் ராணுவ அதிகாரிகள் கூடி ஆலோசித்தனர். கர்னல் அக்னியூ பேசினார்.

“கலெக்டர் அவர்களே, நான் கூறியபடி 1000 வராகனுக்கு ஆசைப்பட்டு ஒருவர் நமக்கு வேண்டிய தகவலைத் தந்திருக்கிறார். அந்தத் தகவலின்படி சிவகங்கைச் சீமை சின்னமருதுசிலவீரர்களுடன்வந்துபாளையங்கோட்டைச் சிறையைத் தாக்கி, ஊமைத்துரையை மீட்டுக்கொண்டு சென்றிருக்கிறார். என்னைப் பொறுத்தவரை அது நம்பகமான செய்தி. ஏனென்றால் சின்னமருதுவைத் தவிர வேறு யாராலும் இப்படிப்பட்ட ஒரு தாக்குதலை செய்திருக்க முடியாது” என்றார். “இந்தத் தகவலை எப்படி ஊர்ஜிதம் செய்வது?“ என்று கர்னல் இன்ஸ் கேட்டார். உடனே, கலெக்டர் ஜாக்சன், “நாம் மருதுபாண்டியருடன் நட்புடன் இருக்கிறோம். ஆகவே, நாம் நேராகச் சென்று மருதுபாண்டியரிடம் ஊமைத்துரையை நீங்கள்தான் அடைக்கலம் கொடுத்திருப்பதாகத் தெரியவருகிறது. ஆகவே, நீங்கள் உடனடியாக ஊமைத்துரையை ஒப்படைத்தால் நம் நட்பு தொடரும். மறுத்தால் பின் விளைவுகளைச் சந்திக்க நேரிடும் என்று கூறினால் என்ன?” என்று கேட்டார். மேஜர் ஷெப்பர்ட், “அதற்கு அவர்கள் ஊமைத்துரையை நாங்கள் மீட்கவில்லை என்று மறுத்தால்?” என்றார். உடனே லெப்டினென்ட் ஜேம்ஸ் வெல்ஷ், “அப்படி அவர்கள் இல்லை என்று மறுத்தால், ஊமைத்துரை அவர்களிடம் இல்லை என்பது நிச்சயம். அப்படி ஊமைத்துரை அவர்களிடத்தில் இருந்தால் அவர்கள் மறைக்க மாட்டார்கள் என்பதும் நிச்சயம்” என்றார். உடனே, கலெக்டர் ஜாக்சன், “சரியாகச் சொன்னாய் வெல்ஷ். உனக்குத்தான் அவர்களைப் பற்றி அதிகம் தெரியும். ஆகவே, நீயே சென்று அவர்களிடம் ஊமைத்துரையை ஒப்படைக்கும்படி கூறு” என்றார். அதற்கு வெல்ஷ், “கலெக்டர் அவர்களே, அவர்கள்

அரசர்கள், நான் ஒரு சாதாரண லெப்டினென்ட். இது போன்ற விஷயங்களை நான் சென்று பேசுவது தகுதியாக இருக்காது. குறைந்தபட்சம் கர்னல் சென்று பேசினால் தான் முறையாக இருக்கும் என்பது என் தாழ்மையாக கருத்து" என்றார். உடனே கலெக்டர் ஜாக்சன், "அதுவும் சரிதான். நீயும் கர்னல் இன்ஸ் உடன் மேஜர் ஷெப்பர்டையும் அழைத்துச்சென்று, மருது பாண்டியரிடம் பேசி ஊமைத்துரையைக் கொண்டுவாருங்கள்" என்றார். "தங்கள் உத்தரவுப்படியே செய்கிறோம்" என்று இன்ஸ், மேஜர் ஷெப்பர்ட் மற்றும் வெல்ஷ் ஆகியோர் விடை பெற்றனர்.

கலெக்டர் ஜாக்சன் கர்னல் அக்னியூவிடம், "நமது திட்டத்தின் இரண்டாம் கட்டம் ஆரம்பமாகியிருக்கின்றது. முதலில் கட்டபொம்மன், இப்பொழுது மருதுபாண்டியர். அதற்கான சந்தர்ப்பத்தை அவர்களாகவே வலிய உருவாக்கியிருக்கிறார்கள்" என்றார். அப்போது கர்னல் மெக்காலே, "மருது பாண்டியரை வெல்வது அவ்வளவு எளிதல்ல" என்றார். அதற்கு கர்னல் அக்னியூ, "அதற்காகத்தான் நம்மிடம் பிரித்தாளும் சூழ்ச்சி இருக்கிறதே, அதற்கான வழியும் யோசித்து வைத்திருக்கிறேன். எப்படியும் வெற்றி நமக்குத்தான்" என்று கூறிச் சிரித்தார்.

போருக்கு ஆயத்தம்

சிறுவயல் 1800

சிறுவயல் ஆலோசனை மண்டபத்தில் பெரியமருது, சின்னமருது, மந்திரி தாண்டவராயன் பிள்ளை, நைனியப்பன் சேர்வை, சுப்பிரமணியன் சேர்வை, ஒச்சாத் தேவர் மற்றும் உதயபெருமாள் ஆகியோர் கூடியிருந்தனர். சின்னமருது பேசினார். "அரசே, கும்பினியாரின் தளபதிகள் இன்று நம்மைச் சந்திக்க வருவதாக செய்தி வந்திருக்கிறது. ஊமைத்துரை விஷயத்தை அவர்கள் எப்படியோ மோப்பம் பிடித்திருக்கிறார்கள் என்று எண்ணுகிறேன். எனக்கு சற்றுக் கவலையாக இருக்கிறது" என்றார். அதற்கு பெரியமருது, "நீ எதற்கும் கவலைப்படாதே தம்பி, அவர்கள் வரட்டும் நாம் பேசிக்கொள்வோம். எது நடக்க வேண்டுமோ, அது நடந்தே தீரும். அனைத்திற்கும் நாம் தயாராக இருக்கவேண்டும்" என்றார். மந்திரி தாண்டவராயன் பிள்ளை, "நீங்கள் செல்வது சரிதான் அரசே. இது நாம் எதிர்பார்த்ததுதான். அவர்கள் இந்த சந்தர்ப்பத்திற்காகக் காத்திருந்தார்கள். அந்த சந்தர்ப்பம் வந்துவிட்டது". நாம் எதையும் எதிர்கொள்ளத் தயாராக

இருக்கவேண்டும்" என்றார். உடனே நைனியப்பன் சேர்வை, "கும்பினியார் வரட்டும். அவர்கள் தலைகளை இங்கேயே உருட்டிவிடுகிறேன்" என்று கோபமாகக் கூறினார். அதற்கு பெரியமருது, "நைனியப்பா, அவர்கள் நட்புமுறையில் நம்முடன் பேச வருகிறார்கள். அவர்கள் நம் விருந்தினர்கள். அவர்களிடம் கோபப்படாமல் சிரித்த முகத்துடன் பேசி அனுப்பிவிடுவோம். அதுதான் நம் தமிழர் பண்பாடு" என்றார். அவர்கள் பேசிக் கொண்டிருக்கும்போதே, கும்பினியாரின் வருகையை செவத்த தம்பி தெரிவிக்கிறார். அப்பொழுது உள்ளே நுழைந்த கர்னல் இன்ஸ், மேஜர் ஷெப்பர்ட் மற்றும் வெல்ஷ் குழுவினரை மருது பாண்டியர் இன்முகத்துடன் வரவேற்று அவர்களுக்கு பழரசங்கள் கொடுத்து உபசரித்தனர்.

வெல்ஷ் மற்ற இருவரையும் அறிமுகப்படுத்தினார். கர்னல் இன்ஸ் பேசினார், "அரசர்களே, தங்களுடன் கும்பினியார் மிகுந்த நட்புடனும் நம்பிக்கையுடனும் இருக்கிறோம். இருந்தாலும் அரசியல் ரீதியாக தங்களிடம் ஒரு முக்கியமான விஷயம் பேச வந்துள்ளோம்" என்றார். அதற்கு பெரியமருது, "துரையவர்களே, தாங்கள் எதைப்பற்றி வேண்டுமானாலும் பேசலாம். நீங்கள் எங்கள் விருந்தினர்கள்" என்றார்.

கர்னல் இன்ஸ், "பாஞ்சாலங்குறிச்சி கட்டபொம்மன் மீது நாங்கள் போர் தொடுத்து அதைக் கைப்பற்றி கட்டபொம்மனைத் தூக்கிலிட்ட விபரம் உங்களுக்குத் தெரியும். கட்டபொம்மனின் ஊமைத்தம்பி குமாரசுவாமியைப் போர்க்கைதியாக நாங்கள் பாளையங்கோட்டைச் சிறையில் வைத்திருந்தோம்.

யாரோ, ஒரு சிலர் பாளையங்கோட்டை சிறையைத் தாக்கி ஊமைத்துரையை விடுவித்துக்கொண்டு சென்றுவிட்டனர். கலெக்டர் ஜாக்ஸனுக்கு கிடைத்த தகவலின்படி ஊமைத்துரை தங்களிடம் அடைக்கலமாக இருப்பதாகத் தெரிகிறது. ஆகவே, இது குறித்து தங்களிடம் பேசும்படி கலெக்டர் ஜாக்ஸன் எங்களை அனுப்பியுள்ளார்" என்றார்.

உடனே பெரியமருது தயங்காமல், "துரையவர்களே, தங்களுக்குக் கிடைத்த தகவல் சரியானதுதான். ஊமைத்துரை எங்கள் நண்பன். அடைக்கலம் வந்த நண்பனைக் காப்பாற்றுவதாக நாங்கள் அவருக்கு வாக்குக் கொடுத்திருக்கிறோம்" என்றார்.

கர்னல் இன்ஸ், "அரசே, போர்க் குற்றவாளியான ஊமைத்துரையை நீங்கள் உடனடியாக கும்பினியார் வசம் ஒப்படைத்தால் நம் நட்பு நீடிக்கும் என்றும் இல்லாவிட்டால் பின்விளைவுகளை சந்திக்க நேரிடும் என்றும் தங்களிடம் கலெக்டர் ஜாக்ஸன் கூறச் சொன்னார்" என்றார்.

இதைக் கேட்டவுடன் ஒருகணம் கண்களில் கோபம் துளிர்த்தாலும், சிரித்துக்கொண்டே பெரியமருது, "துரையவர்களே, கும்பினியாரின் நட்பைவிட ஊமைத்துரையின் நட்பு உயர்ந்தது என்று நாங்கள் கருதுவதாக கலெக்டரிடம் தயவுசெய்து தெரிவிக்கவேண்டும். எங்களைப் பொறுத்தமட்டில் ஊமைத்துரை எங்கள் உயிர் நண்பன். போரில் நடக்கும் எதுவும் குற்றமில்லை. தற்பொழுது அவர் ஊனமாக பலவீனமாக இருக்கிறார். அவரால் உங்களுக்கு எந்த தொந்தரவும் வராது. அவர் இருப்பதாலோ இறப்பதாலோ உங்களுக்கு எந்தத் தாக்கமும் இல்லை. ஆகவே, இந்தப்

பிரச்சினையை இத்துடன் விட்டுவிட்டு நம் நட்பைத் தொடர்வது இருவருக்குமே நல்லது என நான் கருதுவதாக மேன்மைதங்கிய கலெக்டரிடம் தெரிவியுங்கள். அடைக்கலம் வந்தவரைக் காட்டிக் கொடுப்பதும், கொடுத்த வாக்கை மீறுவதும் எங்கள் பண்பல்ல என்றும் தெரிவியுங்கள். தாங்கள் பிரயாணத்தில் களைப்பாக வந்திருப்பீர்கள். தயவுசெய்து எங்கள் விருந்தினராக விருந்து உண்டு, ஓய்வெடுத்து பிறகு செல்லலாம் என்று கேட்டுக்கொள்கிறேன்" என்றார். அதற்கு கர்னல் இன்ஸ், "தங்கள் விருந்தோம்பலுக்கு நன்றி அரசே. ஆனால் கலெக்டர் ஜாக்ஸன் தங்கள் பதிலுக்காக காத்துக்கொண்டு இருப்பார். நாங்கள் உடனடியாகத் திரும்ப வேண்டும்" என்று கூறிப் புறப்பட்டனர்.

வெளியே செல்லும்போது வழியில் நின்ற துரைசாமி வெல்ஷைபார்த்து சிரித்தான். வெல்ஷ் அவன் அருகில் சென்று அவன் கன்னத்தை வருடி, "நான் செல்கிறேன்" என்று கூறினார். அதற்கு துரைசாமி, "சென்று வருகிறேன் என்று சொல்லுங்கள் துரை" என்று கூற, வெல்ஷ் கண்களில் நீர் துளிர்த்தது.

அவர்களை வாசல் வரை வந்து வழியனுப்பிய பெரியமருதுவும் மற்றவர்களும் மறுபடியும் ஆலோசனை மண்டபத்திற்குச் சென்றனர். பெரியமருது, "போருக்கான நேரம் வந்துவிட்டது, சுப்பிரமணியன் சேர்வை, வாளுக்கு வேலி, ஒச்சாத்தேவர், உதயபெருமாள் நீங்கள் அனைவரும் உள் நாடுகளுக்குச் சென்று மக்களிடம் நிலைமையை எடுத்துச்சொல்லி படை திரட்டி, பயிற்சி கொடுங்கள். நைனியப்பா, நீ போருக்குத் தேவையான ஆயுதங்களையும், குதிரைகளையும் தயார் செய். நாம்

விரைவாக கும்பினியாரின் தாக்குதலை சந்தித்து முறியடிக்க ஆயத்தமாக வேண்டும்" என்றார்.

அதற்கு சின்னமருது, "அண்ணா, இந்தப்போர் நம்மைக் காப்பதற்காக அல்ல. இந்த ஜம்பு தீபகற்பத்தை விட்டே கும்பினியாரை விரட்டி அடிக்கவேண்டும். ஆகவே, நாம் மற்ற, ஒத்தக் கருத்துடைய அரசர்களுக்கு செய்தி அனுப்பி அவர்களையும் போருக்குத் தயாராக்கி அனைவரும் ஒரே சமயத்தில் கும்பினி படைகளைத் தாக்க வேண்டும். நான் இப்பொழுதே மராட்டியத்தின் துந்தாஜிவாக், ஸ்ரீரங்கப்பட்டிணத்தின் திப்புசுல்தான், மலையாளத்தின் கேரளவர்மன், மைசூர் கிருஷ்ணப்ப நாயக்கர் மற்றும் கரூர் தீரன் சின்னமலை ஆகியோருக்கு புறாக்கள் மூலம் விபரமாக செய்தி அனுப்பவேண்டும். அதை நான் பார்த்துக்கொள்கிறேன். நம்மிடம் பீரங்கிகள் இல்லை. ஆனால் அவைகளை கும்பினியார்களை வீழ்த்தி, நாம் கைப்பற்றிவிடலாம்" என்றார்.

நைனியப்பன் சேர்வை, சுப்பிரமணியன் சேர்வை, வாளுக்கு வேலி, ஒச்சாத்தேவர் மற்றும் உதயபெருமாள் அனைவரும் ஒன்றாக வாள்களை உருவி, நாம் கும்பினிப்படைகளை சின்னாபின்னமாக அழிப்போம். நம் வீரத்தின் முன் அவர்கள் பீரங்கிகள் ஒன்றும் செய்ய முடியாது. நாங்கள் சென்று போருக்கான ஆயத்தங்களை விரைவாக செய்கிறோம் என்று கூறி விடைபெற்றார்கள்.

மதுரை

கும்பினியாரின் மதுரை தலைமையகத்தில் கர்னல் அக்னியூவிடம், கர்னல் இன்ஸ் சிறுவயலில் நடந்ததை விவரித்தார். அதற்கு கர்னல் அக்னியூ, "நாம் எதிர்பார்த்த சூழ்நிலை வந்துவிட்டது. மருதுபாண்டியர் அவர்களாகவே சந்தர்ப்பத்தை உருவாக்கிக் கொடுத்துவிட்டார்கள். நாம் உடனடியாக சிவகங்கைச்சீமை மீது போர்தொடுக்க ஆயத்தங்களைச் செய்ய வேண்டும். மேலும், நாம் கவர்னரிடமும், வைஸ்ராயிடமும், பிரிட்டிஷ் அரசாங்கத்திடமும், நிலைமையைக் கூறி, போர் தொடுப்பதற்கான அனுமதியைப் பெறவேண்டும். நானே நேரடியாக மதராஸ் சென்று கவர்னரை சந்தித்து அதற்கான அனுமதியைப் பெற்று வருகிறேன்" என்றார். அதற்கு கர்னல் இன்ஸ், "நாம் அவ்வளவு எளிதாக மருது பாண்டியரை வெல்லமுடியாது என்று எண்ணுகிறேன். அவர்களுக்கு குடிமக்களின் ஆதரவு அதிகமாக உள்ளது. அவர்கள் போரிடுவதிலும் வல்லவர்கள். ஆகவே, நாம் அதிகப்படியான பீரங்கிகளும், துப்பாக்கிகளுடன் குதிரை வீரர்களும் ஏற்பாடு செய்தபிறகுதான் போரைத் தொடங்க முடியும்" என்றார். அதற்குக் கர்னல் அக்னியூ, "அதற்கும் நான் கவர்னரிடம் பேசி வேண்டிய அனைத்து ஏற்பாடுகளும் செய்துவிட்டு வருகிறேன்" என்று கூறி உடனடியாக மதராஸ் செல்ல ஆயத்தமானார்.

பிரான்மலை

சின்னமருது, புரட்சி அரசர்கள் அனைவருக்கும், புறாக்கள் மூலம் செய்தி அனுப்பிவிட்டு, ஊமைத்துரையை மறைத்து வைத்து இருந்த பிரான்மலை மேலிருந்த மலைக்குகைக்குச் சென்றார். அங்கு மலைச்சேர்வையின் படையின் பாதுகாப்பில் ஊமைத்துரை ரகசியமாக யாருக்கும் தெரியாமல் தங்கவைக்கப்பட்டிருந்தார். மலைச்சேர்வையும் அவர் படைகளும் முக்கியமாக, அந்தப் பகுதியில் பயணம் செய்யும் வணிகர்களுக்கு கொள்ளையரிடம் இருந்து பாதுகாப்பு கொடுப்பதற்தாக மருது பாண்டியரால் உருவாக்கப்பட்டது. அவர்கள் மலைமேல்இருந்துஅந்தப்பகுதியைக்கண்காணிப்பார்கள். எங்கேனும் கொள்ளையர்கள் தென்பட்டால் அவர்களின் படை பறந்து வந்து கொள்ளையர்களைத் தாக்கி அழித்து, வணிகர்களைக் காக்கும்படி அமைக்கப்பட்டிருந்தது.

அங்கு சென்ற சின்னமருது, மலைச்சேர்வையிடமும் ஊமைத்துரையிடமும், நடந்த விவரங்களையும், நிலைமையை விளக்கிக் கூறி, கும்பினியார் மோப்பம் பிடித்தால் பிரான்மலையையும் தாக்க வரக்கூடும். ஆகவே, மிக எச்சரிக்கையாக இருக்கவேண்டும் என்றார். அதற்கு கவலைப்பட்ட ஊமைத்துரை, சைகையில், "எனக்காக ஏன் உங்களுக்குப் போரிடும் நிலை. நான்

சரணடைந்துவிட்டால், நீங்களாவது நிம்மதியாக இருக்கலாம்" என்றார்.

அதற்கு சின்னமருது, "நண்பரே, உங்களுக்காக இந்தப்போர் இல்லை, இந்த ஜம்பு தீபகற்பத்தின் விடுதலைக்காக இந்தப் போர். எப்படியும், இந்தப்போர் நடந்தே தீரும். இப்பொழுது நீங்கள் அதற்குக் காரணமாக காட்டப்படுகிறீர்கள். எப்படியும் நாம்தான் வெல்வோம். நீங்கள் தைரியமாக இருங்கள்" என்றார். அதற்கு ஊமைத்துரை, தானும் போருக்கு வருவதாக சைகையில் தெரிவித்தார். அதற்கு சின்னமருது, "நண்பரே, உங்களுக்குப் போரில் ஏதாவது ஆகிவிட்டால் எங்கள் வாக்குறுதி என்ன ஆவது" என்று கூறிச் சிரித்தார். அப்போது மலைச்சேர்வை, தாங்கள் சென்று போருக்கான ஆயத்தங்ளைச் செய்யுங்கள் அரசே. கும்பினியார் தப்பித்தவறி இந்தப்பக்கம் வந்தால் அவர்கள் திரும்பமாட்டார்கள். இந்த பிரான்மலையில் நம்மை வெல்ல யாரும் பிறக்கவில்லை. ராமலிங்கசாமி எங்களுக்கு துணையிருக்கிறார்" என்று கூறி, சின்னமருதுவுக்கு விடைகொடுத்து அனுப்பிவைத்தார்.

சின்னமருது, சிவகங்கைச் சீமையின் ஒவ்வொரு பகுதிக்கும் சென்று போர் ஏற்பாடுகளையும் திட்டங்களையும் கவனித்து வந்தார். சின்னமருது சிறுவயலுக்குத் திரும்பியபோது அவர் அனுப்பிய செய்திகளுக்கு பதில்கள் புறாக்கள் மூலம் வந்திருந்தன. அதில் அவர்கள் அனைவரும் தயாராக இருப்பதாகவும், அனைவரும் விரைவில் ஓரிடத்தில் கூடி போர்த்திட்டங்களைத் தீட்டினால் ஒன்றாக செயல்படலாம் என்றும், சின்னமருது குறிப்பிடும்

நேரத்தில் குறிப்பிட்ட இடத்தில் நாம் அனைவரும் கூடிப் பேசலாம் என்றும் தெரிவிக்கப்பட்டு இருந்தது. இந்தச் செய்தியை சின்னமருது பெரியமருதுவிடம் தெரிவிக்க, பெரியமருது "நீ விரைவாக உதயபெருமாளை அழைத்துக்கொண்டு திருச்சிராப்பள்ளி மலைக்கோட்டை அல்லது ஸ்ரீரங்கத்தில் அவர்களைச் சந்தித்து கலந்து பேசி திட்டமிடுங்கள். எப்போது செல்கிறாய்?" என்றார்.

அதற்குச் சின்னமருது, "எனக்கு அமாவாசைதான் ராசியான நாள். ஆகவே வரும் அமாவாசையன்று அனைவரையும் ஸ்ரீரங்கத்திற்கு வரச்சொல்லி செய்தி அனுப்புகிறேன் அண்ணா" என்றார். பெரியமருதுவும், "அமாவாசைதான் ரகசிய கூட்டங்களுக்கு ஏற்றநாள். நீ மற்ற நாட்டுத் தலைவர்களை எல்லாம் நமது ஸ்ரீரங்கம் கோவிலில்அர்ச்சகராகஇருக்கும்ஸ்ரீரங்கராமானுஜபட்டர் அவர்களின் திருமாளிகைக்கு வரச்சொல்லி செய்தி அனுப்பு. அதுதான் நமக்கு நம்பிக்கையான பாதுகாப்பான இடம்" என்றார்.

போராளிகளின் வீரசங்கக் கூட்டம்

ஸ்ரீரங்கம்

அதன்படி அடுத்த அமாவாசை மாலை சின்னமருதுவும், உதய பெருமாளும் குதிரைகளில் ஏறி ஸ்ரீரங்கம் அடைந்து அங்கு இருந்த தலைமை அர்ச்சகர் ஸ்ரீரங்கராமானுஜ பட்டர் திருமாளிகை சென்றார்கள்.

அவர்கள் வருகையைப் பற்றி அவருக்கு ஏற்கெனவே தெரிவிக்கப்பட்டிருந்ததால் அவர் வாசலிலேயே காத்திருந்து அவர்களை வரவேற்றார். அவரிடம் ஆசி பெற்ற சின்னமருது உதயபெருமாளைக் காட்டி, "இவர் என் மெய்க்காப்பாளர். தங்களால் ஒதுக்கப்பட்ட குலத்தில் பிறந்தவர். அவரும் உள்ளே வரலாமா? இல்லை தங்களுக்கு ஆட்சேபணை என்றால்அவரை வெளியே இருக்கச்சொல்லவா?" என்று கேட்டார்.

அதற்கு பட்டர், "அரசே, ராமானுஜர் அனைவரையும் சமமாக பாவிக்க எங்களுக்குக் கற்றுக்கொடுத்துள்ளார்.

மனிதர்களில் பேதம் இல்லை என்பதே அவர் கொள்கை. எங்களின் கொள்கையும்கூட. அவரை நானே கையைப் பிடித்து உள்ளே அழைத்துவருகிறேன். தாங்கள் என் திருமாளிகை வந்தது எனக்கு மிகவும் மகிழ்ச்சியாகவும் பெருமையாகவும் உள்ளது" என்றார். மூவரும் உள்ளே சென்றனர். பின் சின்னமருதுவின் அழைப்பை ஏற்றவர்கள் ஒவ்வொருவராக பக்தர்களோடு பக்தர்களாக வந்தனர்.

பட்டர் பேசினார், "நீங்கள் அனைவரும் என் திருமாளிகைக்கு வந்ததற்கு நான் கொடுத்து வைத்திருக்க வேண்டும். நீங்கள் அனைவரும் விருந்து உண்டு பிறகு தங்கள் காரியங்களைப் பற்றிப் பேசிக்கொள்ளலாம். பெருமாள் ரங்கநாதர் உங்களுக்கு துணையிருப்பார்" என்றார். அனைவரும் விருந்து சாப்பிட்டுவிட்டு, உள் முற்றத்தில் அமர்ந்தனர். பட்டர் வெளிக்கதவைச் சாத்தி தாளிட்டுவிட்டு வந்தார்.

சின்னமருது பேசினார், "என்னுடைய அழைப்பை ஏற்று இங்கு குழுமியுள்ள அரசர்கள் அனைவருக்கும் என் பணிவான வந்தனம். ஆற்காடு நவாபின் பலவீனத்தையும், சபலத்தையும் பயன்படுத்தி, கும்பினியார் நம் ஜம்பு தீபகற்பத்தை முழுவதுமாக கைப்பற்றி அவர்களுடைய ஆட்சியின் கீழ் கொண்டு வரவேண்டுமென்கிற பேராசையில் ஒவ்வொரு நாடாகத் தாக்கி நம் அரசர்களைத் தூக்கிலிட்டு கைப்பற்றி வருகிறார்கள். இப்பொழுது நாம் விழித்துக்கொண்டு அவர்களை எதிர்க்காமல் பிரிந்து இருந்தால் அவர்கள் தங்கள் காரியத்தை சுலபமாக செயல்படுத்திவிடுவார்கள். அதற்காகத்தான் நாம் இங்கு ஒன்று கூடியிருக்கின்றோம். நாம் அனைவரும் அவரவர் சீமையில் ஒரே சமயத்தில் கும்பினியாரைத்

தாக்கினால், அவர்கள் நம் அனைவருக்கும் ஈடுகொடுக்க முடியாது. மேலும் நாம் நம் மக்களுக்கு கும்பினியாரைப் பற்றி விளக்கிக் கூறி, அவர்களையும் புரட்சிக்குத் தயார் செய்யவேண்டும், தாங்களும் தங்கள் கருத்துக்களைக் கூறலாம்" என்று கூறியமர்ந்தார்.

முதலில் திப்பு சுல்தானின் பிரதிநிதியாக வந்த தளபதி, "மருது சகோதரரே, தங்கள் செய்தி கிடைக்கும்போதே, ஸ்ரீரங்கபட்டிணத்தில் மன்னர் திப்பு சுல்தானுக்கும் கும்பினியாருக்கும் போர் தொடங்கிவிட்டது. இனி தாமதிக்காமல் நீங்கள் அனைவரும் அவரவர் சீமையில் போரைத் தொடங்கவேண்டும். அப்போதுதான் நாம் கும்பினியாரை அடித்து விரட்டமுடியும்" என்றார்.

மராட்டிய புரட்சி வீரர் துந்தாஜிவாக் எழுந்து பேசினார். "அரசர்களே, நம் அனைவரின் ஒரே குறிக்கோள் கும்பினியாரை விரட்டவேண்டும் என்பதே. அதற்கு நான் நெப்போலியனுக்குத் தகவல் அனுப்பி நமக்கு ஆதரவாக ஒரு படை அனுப்பக் கோரியிருக்கிறேன். அங்கிருந்தும் படை அனுப்புவதாக தகவல் வந்திருக்கிறது. ஆனால் அதுவரை நாம் காத்திருக்க முடியாது. ஆகவே, உடனடியாக நாம் அனைவரும் அவரவர் சீமையில் கும்பினியாரைத் தாக்குவோம்" என்றார். மற்ற புரட்சிப்படைத் தலைவர்களும், அதை ஆமோதித்தனர்.

அப்பொழுது எழுந்த மைசூர் கிருஷ்ணப்ப நாயக்கர் சின்ன மருதுவை நோக்கி, "சின்னமருது, நீங்கள் முன்னெடுத்து இந்தக் கூட்டத்தைக் கூட்டி ஜம்பு தீபகற்பத்தின் விடுதலைக்காக முயற்சி எடுத்ததால் நீங்களே ஐரோப்பியருக்கு எதிராகப் போர் பிரகடனம் வெளியிட்டு போரைத் தொடங்குங்கள்" என்றார்.

சின்னமருதுவும், "சரி ஐயா, நானே இன்று போர்ப் பிரகடனத்தை அறிவிக்கிறேன். நாம் போரைத் துவக்கி வெள்ளையரை வெளியேற்றுவோம்" என்றார். அந்த முடிவோடு கூட்டம் முடிந்து அனைவரும் அவரவர் நாட்டிற்குத் திரும்பினர்.

சின்னமருது அங்கேயே தங்கி ரங்கராமானுஜ பட்டரிடம்,"சுவாமி,போர்ப்பிரகடனத்தைஎழுதிவெளியிட எனக்கு இரண்டு நீளமான துணிகள் வேண்டும்" என்றார். அதற்கு பட்டர், "ஆகா, பேஷாக தருகிறேன்" என்று கூறி கோவிலுக்குள் சென்று இரண்டு நீளமான சீலைகளை எடுத்துவந்தார். அவர், "அரசே, இவை பெருமாளுக்குச் சார்த்தின புடவைகள். இதில் எழுதி போர்ப் பிரகடனத்தை வெளியிடுங்கள்" என்று கொடுத்தார்.

சின்னமருது ஒரு வேப்பங்குச்சியை எடுத்து அதன் முனையை நைத்து எழுதுகோலாகத் தயார்செய்து, எண்ணெய் விளக்குகளில் இருந்து சேகரிக்கப்பட்ட கரியை எண்ணெயில் கலந்து அந்த இரண்டு சீலைகளிலும் தனித்தனியாக இரண்டு பிரகடனங்கள் எழுதினார்.

போர்ப்பிரகடனம்

அந்தப் பிரகடனங்கள் தெரிவிக்கும் செய்தி அப்படியே நமக்குக் கிடைக்காவிட்டாலும் அதன் சாரம் அடியில் கண்டவாறு இருக்கும் என ஆராய்ச்சியாளர்கள் கருதுகின்றனர்.

"இந்தச் சுவரொட்டியைக் காண்போர் யாரேனும் கவனமாகப் படியுங்கள்"

ஜம்புத் தீபகற்பத்தில் வாழுகிற அனைத்து இனத்தவருக்கும், பிராமண, சத்திரிய, வைசிய, சூத்திர ஜாதிகளாய்ப் பிரிக்கப்பட்டிருக்கும் மக்களுக்கும், முகமதியருக்கும், கிருத்தவருக்கும் பொது நன்மையைக் கருதி ஆங்கிலேய கும்பினியாருக்கு எதிராக இந்தப் போர்ப் பிரகடனம் அறிவிக்கப்படுகிறது.

மாட்சிமை தங்கிய மன்னர் ஆற்காட்டு நவாப் முகமது அலி முட்டாள்தனமாக ஆங்கிலேயருக்கு இடமளித்ததால் அவர் விதவை போல ஆகிவிட்டார். ஆங்கிலேயரும் நேர்மையில்லாமல் குறுக்குவழியில் நவாபினுடைய ஆட்சியைக் கைப்பற்றிக்கொண்டனர். உள்நாட்டு மக்களாகிய உங்களை நாய்களை விட இழிவாக நடத்துகின்றனர். நீங்களும் ஜாதி, மத அடிப்படையில் ஒற்றுமையில்லாமல் பிரிந்து

உங்களுக்குள் பகைமையை வளர்த்துக்கொண்டு ஆட்சியை ஆங்கிலேயரிடம் ஒப்படைத்துவிட்டீர்கள். அவர்கள் ஆட்சியில் மக்கள் ஏழ்மை நிலை அடைந்து உண்ணும்உணவிற்குக்கூடசிரமப்படுகின்றனர்.மேலும் பல வழிகளில் மக்கள் துன்பத்திற்கும் துயரத்திற்கும் ஆளாகி, அவற்றில் இருந்து விடுபட வழிவகைகள் தெரியாமல் அல்லல்படுகின்றார்கள். மனிதன் பல ஆண்டுகள் வாழ்ந்தாலும் ஒருநாள் இறக்கப்போவது உறுதி. ஆனால் அவர்களுடைய மரபுகள், புகழ், கலாச்சாரம், பண்பாடு ஆயிரம் ஆயிரம் ஆண்டுகள் சூரிய சந்திரர்கள் உள்ளவரை நிலைத்திருக்கவேண்டும். ஆகவே, நாம் இழந்துவிட்ட உரிமைகளை மீட்டெடுக்கும் வகையில் திட்டங்கள் வகுக்கப்பட்டு, அதற்கான வழிமுறைகள் செயல்படுத்தப்பட உள்ளன. அதாவது மாட்சிமை பொருந்திய ஆற்காட்டு நவாபிற்கும், ராமநாதபுரம் மன்னருக்கும், திருமலை நாயக்கருக்கும், தஞ்சாவூர் மற்றும் ஏனைய நாடுகளின் மன்னர்களுக்கும் அவரவருடைய அரசுரிமை முழுமையாக சேர வேண்டும். மக்கள் அனைவருக்கும் அவரவருக்கு உரிய உரிமைகள், சமய நம்பிக்கை மற்றும் மரபு வழி பழக்க வழக்கங்களுக்கு முரண்படாத வகையில் பெற்றுத்தரப்படும். ஆங்கிலேயர் முற்றிலுமாக அழித்து ஒழிக்கப்பட்டு நாம் நம் மன்னர்களின் ஆட்சியின் கீழ் நிம்மதியாக வாழவேண்டும்.

ஆதலால் நம் இனத்தவர் அனைவரும் பாகுபாடின்றி ஒன்றுபட்டு அவரவர் வாழ்கின்ற ஊர்களிலும் பாளையங்களிலும் ஆயுதங்களை ஏந்தி அந்த ஆங்கிலேயருடைய பெயரைக் கூட இந்த மண்ணில் இல்லாதபடி செய்ய உறுதியேற்கவேண்டும். அப்படிச்

செய்தால்தான் நம் நாட்டு மக்கள் மற்றும் ஏழை எளியவர்கள் உயிர்வாழவே முடியும்.

எச்சில் இலைகளில் தின்று வாழ்கின்ற நாய்களைப் போல இந்த இழி பிறவிகளுக்குக் கீழ்ப்படிந்து வசதியாக வாழ நினைக்கும் அனைவரையும் அழித்தொழிக்க வேண்டும். இந்த இழிபிறவிகள் சூழ்ச்சிகளாலும், ஆசை வார்த்தைகளாலும், நமது சபலத்தையும் பேராசையையும் பயன்படுத்தியும் நம்மில் பலரை தன் வசப்படுத்திக்கொண்டு நம்மை அடிமைப்படுத்தி ஆண்டு வருகின்றனர் என்பதை நீங்கள் அறிவீர்கள். ஆகவே, சாதி மதங்களின் பெயரால் பிளவுபட்டு, திசைதவறிப்போய் கும்பினிப் படைகளில் சிப்பாய்கள், சுபேதார்கள், ஹவில்தார்கள் மற்றும் நாயக்குகள் என்று பட்டங்களை சுமந்து ஆயுதமேந்தும் நீங்கள் அனைவரும் உங்கள் வீரத்தை ஆங்கிலேயர்மீது வெளிப்படுத்துங்கள். அந்த இழிபிறவிகளை எங்கே கண்டாலும் உடனே வெட்டி வீழ்த்துங்கள். அவர்கள் அனைவரையும் அழித்து ஒழியுங்கள். இந்த ஆங்கிலேய இழிபிறவிகளுக்கு சேவை செய்யும் எவனும் சொர்க்கத்திற்கு போகப்போவதில்லை. இதை மதிக்காமல் அவர்களுக்கு சேவை செய்கிறவர்கள் தோள்களிலும், மார்புகளிலும் மாட்டியிருக்கும் பட்டங்களும் பதக்கங்களும் என் மறைவிட மயிருக்குச் சமம். அவன் உண்ணும் உணவு கழிக்கப்பட்டவை. அவன் பெண்டு பிள்ளைகள் அவனுடையது அல்ல.

ஆகவே, ஆங்கிலேயருடைய இரத்தக் கலப்பில்லாதவர்கள், எல்லாரும் ஒன்றுபட்டு அவர்களை அழியுங்கள். இந்த அறிவிப்பைப் படிப்போரும்,

கேட்போரும், தமது உற்றார் உறவினருக்குப் பரப்புங்கள். அப்படிச் செய்யாதவன் கங்கைக் கரையில் காராம் பசுவைக் கொன்ற பாவத்திற்கு ஆளாகி நரகத்தில் சித்திரவதைப்படுவான். இந்தப் பணியை செய்யாத இஸ்லாமியர் பன்றியின் ரத்தத்தைக் குடித்த பாவத்திற்கு ஆளாவான்.

இப்படிக்கு

மருதுபாண்டியன்

பேரரசர்களின் ஊழியன், ஆங்கிலேய இழிபிறவிகளுக்கு எதிரி.

அத்தகைய மகாராஜாக்களும் மக்களும் இந்த இழிபிறவிகளுடைய ஆட்சியில் வறுமையில் வாடுகிறார்கள். எப்படியெல்லாமோ வாழ்ந்த நீங்கள் இந்த நிலைக்குத் தள்ளப்பட்டுவிட்டீர்கள். எனக்கு உங்களுடைய நல்லாசிகளை வழங்குங்கள்.

ஒரு சீலையை ஸ்ரீரங்கம் கோயில் வாசலிலும் மற்றொரு சீலையை திருச்சிராப்பள்ளி மலைக்கோட்டை வாசலிலும் கட்டி அங்கேயே நின்று உரத்த சத்தமாய் மக்களை அழைத்துப் போர்ப் பிரகடனத்தை அறிவித்தார் சின்னமருது. பிறகு, அங்கிருந்து புறப்பட்டு சிறுவயல் வந்து பெரியமருதுவிடம் நடந்தவற்றைத் தெரிவித்தார்.

போர்த் தொடக்கம்

மதுரை 1801

மருதுபாண்டியரின் போர்ப்பிரகடனத்தை அறிந்த கும்பினியார் மிகுந்த ஆத்திரப்பட்டனர். கலெக்டர் ஜாக்ஸன் மதுரையில் உடனடியாக ராணுவ கூட்டத்தைக் கூட்டி, "உடனடியாக போர்ப் பிரகடனத்தை நகல் எடுத்து, மதராசுக்கும் இங்கிலாந்திற்கும் அனுப்புங்கள். அவர்களே போரை அறிவித்ததால், நாம் மேலிடத்து உத்தரவுக்குக் காத்திருக்க வேண்டியதில்லை. உடனடியாக நம் படைகளைத் திரட்டி சிவகங்கையைத் தாக்கவேண்டும். அதற்கான ஏற்பாடுகளை கர்னல் அக்னியூ தலைமையில் செயல்படுத்துங்கள்" என்று உத்தரவிட்டார்.

கும்பினியின் ராணுவ அதிகாரிகள் சிவகங்கைமீது போர்தொடுக்க திட்டங்கள் பற்றி ஆலோசித்தனர். கர்னல் அக்னியூ, "நாம் பீரங்கிகளுடனும், குதிரைப்படையுடனும் மதுரையிலிருந்து புறப்பட்டு வைகை ஆற்றின் தென்கரை வழியாகச் சென்று திருப்புவனத்தில் ஆற்றைக் கடந்தால் சிவகங்கையை எளிதில் அடைந்துவிடலாம். மருதுபாண்டியரின் சிறுவயல் சிவகங்கைக்கு அப்பால்

பல மைல் தொலைவில் உள்ளது. அவர்கள் வருவதற்குள் நாம் சிவகங்கையைக் கைப்பற்றிவிடலாம். மேஜர் ஷெப்பர்ட், நீங்கள் உங்கள் படையுடன் முதலில் புறப்படுங்கள். மற்ற படைகள் உங்கள் பின்னர்லேயே தொடர்ந்துவரும். ஏதேனும் தடங்கல் ஏற்பட்டால், பீரங்கிகளாலும், துப்பாக்கிகளாலும் தாக்குங்கள். அவர்களை நெருங்கவிட்டால் வேல்கம்புகளாலும், கத்திகளாலும், நம்மை எளிதில் வீழ்த்தி விடுவார்கள் என்று உத்தரவிட்டார்.

திருப்புவனம்

கும்பினியார் படை திருப்புவனத்தை நோக்கிப் புறப்பட்ட செய்தி விரைவாக சிறுவயல் வந்தடைந்தது. பெரியமருது, உதயபெருமாளை அழைத்து, “தம்பி, திருப்புவனம் உன்னுடைய பூமி. நீ உன் படைகளுடன் விரைந்து சென்று கும்பினியாரின் படை வைகை ஆற்றைக் கடக்காதபடி தாக்கு. அவர்கள் பீரங்கிகளும் துப்பாக்கிகளும் கொண்டு தாக்குவதால், நாம் அவர்கள் கண்களில் படாமல் வெற்றிலைத் தோப்புகளில் ஒளிந்திருந்து அவர்கள் வர வர தாக்கி அழிக்கவேண்டும். உனக்குச் சொல்லித்தர வேண்டியதில்லை. இருந்தாலும் நாம் அவர்களை சிவகங்கையை நெருங்கவிடக்கூடாது”. என்றார்.

அதற்கு உதயபெருமாள், “அரசே, அவர்களை என்னிடம்விட்டு விடுங்கள். அந்தப்பகுதியில் ஒவ்வொரு அடியையும் நான் நன்கு அறிவேன். அவர்களை எங்கு எப்படித் தாக்கவேண்டும் என்று நான் பார்த்துக்கொள்கிறேன். அவர்கள் மட்டும் வைகையைக் கடந்துவிட்டால்நான்என்கழுத்தைஅறுத்துக்கொள்வேன்” என்று சபதமிட்டு உடன் விரைந்தார்.

வைகை ஆறு மதுரையில் இருந்து ராமநாதபுரத்தை நோக்கிச் செல்கிறது. அதன் தென்கரையில் பாதை

செல்கிறது. அது சிவகங்கைச் சீமையின் எல்லையாக கருதப்படுகிறது. வைகையின் இரு கரைகளும் சிவகங்கை ஜமீனுக்குச் சொந்தமானது. அதை ஒட்டியுள்ள ஊர்களும் சிவகங்கை ஜமீனின் ஆளுகைக்குட்பட்டது. அதன் இரு கரைகளிலும் அடர்த்தியான தென்னந் தோப்புகளும், மரங்களும் மண்டியிருக்கும். அதன் வடகரையில் அகத்தி மரங்கள் நெருக்கமாக நடப்பட்டு, அவற்றில் வெற்றிலைக் கொடிகள் அடர்த்தியாக படர்ந்து இருந்தன. அந்த வெற்றிலைத் தோட்டங்கள் உதயபெருமாளின் படைகளுக்கு பதுங்கித் தாக்கும் இடமாக அமைந்தது. திருப்புவனம் அருகே வைகை ஆறு சிறிது ஆழம் குறைந்து கடப்பதற்கு ஏற்றதாக இருந்தது.

வைகையாற்றின் தென்கரையில் வந்த கும்பினியாரின் படை, திருப்புவனம் அருகே கரையைக் கடக்கலாம் என்று திட்டமிட்டு கரையைக் கடக்கத் துவங்கியபோதே, வெற்றிலைத் தோட்டங்களில் இருந்து அம்புகளும், வேல்கம்புகளும் பாய்ந்து சிப்பாய்களில் பலர் இறந்தும் படுகாயமடைந்தும் பின்வாங்கினர். கும்பினியார் வழக்கம் போல் சிப்பாய்களை முன்னே அனுப்பிவிட்டு அவர்கள் குதிரைகளில் பின்னே வருவார்கள். சிப்பாய்கள் தாக்கப்பட்டதைக் கண்ட கும்பினியார் வெற்றிலைத் தோட்டங்களை நோக்கி, பீரங்கிகளாலும், துப்பாக்கிகளாலும் தாக்கினர். ஆனால், அவர்கள் எதிரிகளைக் கண்ணால் கூட காண முடியவில்லை. அதனால் பின் வாங்கிய கும்பினியார், மேலும் வைகைக் கரையிலேயே சென்று திருப்பாச்சேத்தியில் கரையைக் கடக்க முயன்றனர். சிப்பாய்கள் பாதி ஆற்றைக் கடந்தபோது, நீருக்குள் இருந்து எழுந்த உதய பெருமாளின் வீரர்கள் வேல் கம்புகளாலும், வாள்களாலும்

தாக்கி விரட்டினர். அங்கும் ஆற்றைக் கடக்க முடியாத கும்பினியார் மேலும் வைகைக் கரையிலேயே சென்று ஆற்றைக் கடப்பதற்குத் தக்க இடம் பார்த்துக் கொண்டு சென்றனர். அப்போது உதய பெருமாளின் படைகள் ஆற்றைக்கடந்து கும்பினியாரின் படைகளை வழி மறித்துத் தாக்கினர். கும்பினியார் படைகள் பீரங்கிகளாலும், துப்பாக்கிகளாலும் தாக்கியதால் அவர்கள் பின்வாங்கி திரும்பவும் ஆற்றைக் கடந்து வடகரைக்குச் சென்றுவிட்டனர். கும்பினியார் படைகள் அப்படியே பார்த்திபனூர், பரமக்குடி வழியாக கமுதி சென்று அவர்கள் கட்டுப்பாட்டில் இருந்த கமுதிக் கோட்டையை அடைந்தனர். அங்கு இரண்டுநாள் தங்கியிருந்தனர். அவர்களிடத்தில் இருந்த உணவு தானியங்களும், ஆயுதங்களும், சிப்பாய்களும், வெடிமருந்துகளும் குறைவாக இருந்ததால் அவர்கள் மதுரைக்குத் திரும்ப முடிவு செய்தனர். அப்போது அவர்களுக்கு உணவு, ஆயுதங்கள் மற்றும் வெடிமருந்துகளை எடுத்துக்கொண்டு மதுரையிலிருந்து ஒரு படை அனுப்பிவைக்கப்பட்டது. அதை உதயபெருமாளின் படைகள் தாக்கி அவற்றையெல்லாம் கைப்பற்றிக்கொண்டனர். கும்பினியார் படை உதயபெருமாளிடமிருந்து தப்பி திரும்ப மதுரைக்குத் திரும்பிவிட்டது.

பிரித்தாளும் சூழ்ச்சி

மதுரை

மதுரை திரும்பிய ராணுவ அதிகாரிகள், கர்னல் அக்னியூவிடமும், கர்னல் மெக்காலேயிடமும் நடந்தவற்றை விவரித்தனர். மிகுந்த கோபமடைந்த கர்னல் அக்னியூ, "இத்தனை பீரங்கிகள், துப்பாக்கிகள், குதிரைப்படை, சிப்பாய்களோடு சென்ற நீங்கள் மருதுபாண்டியரின் ஒரு சிறு படையைக் கூட வென்று நாட்டுக்குள் நுழைய முடியவில்லையென்றால், நமக்கு இதைவிட கேவலம் இல்லை. நீங்கள் அனைவரும் கோழைகள், எதற்கும் உதவாதவர்கள் என்று கத்தினார். அதற்கு அந்த ராணுவ அதிகாரி, "கர்னல் அக்னியூ அவர்களே, நாங்கள் கோழைகள் அல்ல. வெள்ளம் பாய்ந்துவரும் வைகை ஆறும், அதன் உயர்ந்த கரைகளும், அடர்ந்த தோப்புகளும் அவர்களுக்குப் பரிச்சயமாக இருந்தது. அவர்கள் போர்முறையும் வித்தியாசமாக இருந்தது. பல இடங்களில் எதிரிகளை நாங்கள் காணக்கூட முடியவில்லை. அம்புகளும், வேல்கம்புகளும் எங்களைத் தாக்கிக்கொண்டே இருந்தது. எங்கள் பீரங்கி

குண்டுகளும், துப்பாக்கிக் குண்டுகளும் வீணாகித்தான் போனது. அவர்கள் எங்களை இடைவெளி விட்டுவிட்டு தாக்கினர். எங்களால் ஆற்றில் இறங்கிக் கடக்க முடியவில்லை. அப்படிக் கடந்திருந்தால் நாங்கள் அனைவரும் அழிந்திருப்போம் என்று கருதி நாங்கள் திரும்பிவிட்டோம்" என்றார்.

கர்னல் அக்னியூ, "அப்படியென்றால், நமக்கு இந்தப் படை போதாது. மேலும், பீரங்கிகளும், துப்பாக்கி வீரர்களும் வேண்டும் என்று மதராசுக்குத் தெரிவிப்போம். நம் கட்டுப்பாட்டில் இருக்கும் பர்மியப்படைகளும், மலேயப்படைகளும், எட்டையபுரத்துப்படைகளும், தொண்டமானின்படைகளும் ஒன்றாக மதுரைக்கு வந்து சேர வேண்டும் என்று கவர்னரிடம் உத்தரவு வாங்கி வருகிறேன். நமது அடுத்த திட்டத்தைப் பற்றி சிந்திப்போம். எந்த வழியிலாவது நாம் மருதுபாண்டியரை வீழ்த்தியே ஆகவேண்டும். இதுவே நம் குறிக்கோள்", என்று கர்ஜித்தார்.

வந்திருந்த அனைவரும் சென்றபிறகு கர்னல் அக்னியூ, கர்னல் மெக்காலே, கர்னல் இன்ஸ், மேஜர் ஷெப்பர்ட் மற்றும் லெப்டினென்ட் ஜேம்ஸ் வெல்ஷ் ஆகியோர் ஆலோசனை செய்தனர். அப்போது வெல்ஷ், "கர்னல் அவர்களே, நான் பேசுவதற்கு மன்னிக்கவேண்டும். மருதுபாண்டியரையும், சிவகங்கைச் சீமையையும் நன்கு அறிந்தவன் என்ற முறையில் என் கருத்தைக் கூறலாமா?" என்று கேட்டார்.

அதற்கு கர்னல் இன்ஸ், "நீதான் அதைச் சொல்வதற்குத் தகுதியான ஆள். உன் கருத்தைத் தாராளமாகச் சொல்லலாம்" என்றார். உடனே வெல்ஷ், "கர்னல்

அவர்களே, மருது பாண்டியரின் வலிமையையும், அவர் தளபதிகள் மற்றும் படை வலிமையையும், சிவகங்கைச் சீமையின் அமைப்பையும் பார்த்தால், நம்மால் எவ்வளவு படைகள் கொண்டுவந்தாலும், நேரில் போரிட்டு எந்தக் காலத்திலும் வெல்லவே முடியாது. மேலும், பெரியமருதுவை நெருங்கக்கூட முடியாது என்பதே எனது கருத்து. நாம் அவர்களுடன் சமாதானமாக சென்றுவிட்டால், நமக்குச் சேதம் மிச்சமாகும்" என்றார்.

அதற்கு சினம் கொண்ட கர்னல் அக்னியூ, "உன் போன்ற கோழைகளுக்கு அப்படித் தோன்றலாம் வெல்ஷ். இன்று நான் சபதமாக ஏற்கிறேன். எந்த வழியிலாவது நான் சிவகங்கைச் சீமையைக் கைப்பற்றி, நீ சொன்ன அந்த மருதுபாண்டியரை சங்கிலிகளால் கட்டி தூக்கிலிடும்வரை ஓயமாட்டேன்" என்று கர்ஜித்தார். அனைவரும் மௌனமாகக் கலைந்தார்கள்.

மறுநாள், தன் அறையில் தீவிர சிந்தனையில் இருந்த கர்னல் அக்னியூ, தன் உதவியாளரை அழைத்து, "சிவகங்கைப் பகுதியில் இருக்கும் நம் ஒற்றனை வரச்சொல்" என்றார். அந்த ஒற்றன் மறுநாள் காலை வந்து கர்னல் அக்னியூவைச் சந்தித்தான். அவனிடம் கர்னர் அக்னியூ, "நம்மிடம் வந்து ஊமைத்துரையை மீட்டவர்கள் பற்றிய தகவல் தந்து சன்மானம் பெற்றுச் சென்றவரைத் தெரியுமா?" என்றார். அதற்கு அந்த ஒற்றன், "தெரியும் கர்னல் துரையவர்களே, அவர் படமாத்தூர் அம்பலக்காரர் உடையாத் தேவர். அவர் அவ்வப்போது நமக்கு தகவல் அளிப்பார்" என்றான். அதற்கு கர்னல் அக்னியூ, "நீ உடனே சென்று அவரை அழைத்துவா. அவருடன் ஒரு முதியவர் வந்தார். அவரையும் அழைத்துவா. அவருடைய

புத்திசாலித்தனம் என்னை கவர்ந்தது. நமக்குப் பயன்படும். இது யாருக்கும் தெரியவேண்டாம்" என்றார். அந்த ஒற்றன் உடனே விடைபெற்றுச் சென்றான்.

மறுநாள் மாலை, அந்த ஒற்றனுடன் படமாத்தூர் பெரிய உடையாத்தேவர், அவர் ஆலோசகர் புரோகிதர் வைத்தி ஆகிய இருவரும் மதுரை வந்து கர்னல் அக்னியூவை சந்தித்தனர். கர்னல் அக்னியூ, "வாருங்கள் படமாத்தூரரே, உங்களுக்கு நல்ல நேரம் வந்துவிட்டது. மருது பாண்டியருக்கும் எங்களுக்கும் போர் தொடங்கிவிட்டது உங்களுக்குத் தெரியும். இதில் நீங்கள் எங்களுக்கு உதவி செய்தால், உங்களுக்கு மிகுந்த சன்மானம் அளிக்கப்படும்" என்றார்.

அதற்கு, "துரையவர்களே, நாங்கள் உங்களுக்கு உதவத் தயாராக இருக்கிறோம். ஆனால், எந்த வகையில் நாங்கள் உங்களுக்கு உதவ முடியும் என்று எனக்குத் தெரியவில்லை. எங்களிடம் என்ன எதிர்பார்க்கிறீர்கள்?" என்று உடையாத் தேவர் கேட்டார்.

அதற்குக் கர்னல், "படமாத்தூராரே, உங்களுக்குத்தான் உள்நாட்டின் நிலவரம் தெரியும். எப்படியாவது மருதுபாண்டியருக்குள் பிளவு ஏற்படுத்திவிட்டால் நாம் வெற்றிபெறலாம்" என்றார்.

இதை பேசாமல் கேட்டுக்கொண்டிருந்த புரோகிதர் வைத்தி, "துரையவர்களே, இதற்கு நான் ஒரு வழி சொல்லட்டுமா?" என்றார். கர்னல் அக்னியூ, "அதற்காகத்தான் உங்களையும் அழைத்துவரச் சொன்னேன்" என்றார். வைத்தி பேசத் தொடங்கினார். "மருதுபாண்டியரை போரிட்டு வெல்வது நடக்காத காரியம். ஆனால், தந்திரத்தால் அதைச் சாதிக்க வழி

இருக்கிறது. அதற்கு என் சன்மானம் என்ன என்று சொன்னால் நன்றாக இருக்கும்" என்றார்.

கர்னல் அக்னியூ, "அதற்கென்ன முதியவரே, நீங்கள் கேட்கும் தொகையை இப்போதே தருகிறேன்" என்றார். அதற்கு வைத்தி, "நான் கூறும் நிபந்தனைகளுக்கு எல்லாம் ஒப்புக்கொள்வதாக இருந்தால், நான் என் யோசனையைக் கூறுகிறேன்" என்றார். கர்னல் அக்னியூ, "நீங்கள் என்ன நிபந்தனை சொன்னாலும், அதை நாங்கள் ஏற்றுக்கொள்கிறோம். எனக்குத் தேவை மருதுபாண்டியரின் தலை" என்றார்.

அதற்கு வைத்தி, "துரையவர்களே, முதலில் எங்களிடத்தில் 10,000 வராகன் கொடுங்கள். எங்கள் பகுதிக்கு (வரிச்சியூர், வெள்ளலூர், ஒக்கூர், படமாத்தூர் மற்றும் சிவகங்கை உட்பட்ட இடங்கள்) மருதுபாண்டியரின் படைத் தளபதி ஒச்சாத் தேவர் நம் உடையாத்தேவரின்மாமன்ஆவார்.நாங்கள்எப்படியாவது அவரிடம் பேசி சரிக்கட்டி நீங்கள் படையுடன் வரிச்சியூர் வழியாக ஒக்கூர் வந்துசேர்ந்தால் அங்கு படைத்தளம் அமைப்பதற்கான பொட்டல்கள் பல இருக்கிறது. அங்கு முதலில் உங்கள் படைகளை குவித்துவிடுங்கள். ஒச்சாத் தேவர் பெயரளவில் உங்கள்மீது தாக்குதல் நடத்துவார். கவலைப்படவேண்டாம். ஆனால், பாகனேரி வாளுக்குவேலி மிக உக்கிரமாகத் தாக்குவார். அதை நீங்கள்தான் சமாளிக்கவேண்டும்" என்றார்.

கர்னல் அக்னியூ, "அதை நாங்கள் பார்த்துக்கொள்கிறோம். மருதுபாண்டியரை எப்பொழுது பிடிப்பது?" என்றார். அதற்கு வைத்தி, "அது அவ்வளவு சுலபமானதல்ல துரையவர்களே, நீங்கள் ஒக்கூரில் இருந்து

4 மைல் தொலைவில் இருக்கும் சிவகங்கை நகரத்தைத் தாக்கி அரண்மனையைக் கைப்பற்றி மன்னர் வெங்கம் உடையணத் தேவரைக் கைது செய்யவேண்டும். பிறகு உங்கள் கலெக்டருக்கும் கவர்னருக்கும் சிவகங்கையைக் கைப்பற்றி விட்டதாகவும், மன்னர் வெங்கம் உடையணத் தேவரை மன்னர் பதவியில் இருந்து நீக்கி படமாத்தூராரை மன்னராக அறிவிக்க ஏற்பாடு செய்யவேண்டும். ஒக்கூரை அடுத்துள்ள சோழபுரத்தில் படமாத்தூர் பெரிய உடையாத்தேவருக்கு சிவகங்கை மன்னராக முடிசூட்டி அறிவிக்க வேண்டும். அதுவரை மருதுபாண்டியரின் படைகள் பல பகுதிகளிலிருந்து வந்து உங்களைத் தாக்கிக் கொண்டிருப்பார்கள். பட்டம் சூட்டும் விழாவிற்கு நாட்டில் உள்ள அனைத்து அம்பலக்காரர்களையும், அழைத்து அவர்கள் முன்னிலையில் பெரிய உடையாத்தேவரை மன்னராக அறிவித்தால், அம்பலக்காரர்கள் அனைவரும் மன்னருக்குத்தான் கட்டுப்படுவார்கள். அவர்கள் ராஜ விசுவாசிகள். மன்னர் என்ற முறையில் பெரிய உடையாத்தேவர் அம்பலக்காரர்களுக்கு, "மருதுபாண்டியருக்கு உதவக்கூடாது. அவரை எதிர்த்து கும்பினியாருக்கு ஆதரவாகப் போரிடவேண்டும்" என்று உத்தரவிட்டால் அவர்கள் தட்டமாட்டார்கள். மருதுபாண்டியரின் படை உடைந்துவிடும். பிறகு அனைவரும் சேர்ந்து சிறுவயலைத் தாக்கி மருதுபாண்டியரைக் கைதுசெய்துவிடலாம். வேறு வழியில் நீங்கள் போரிட்டு மருதுபாண்டியரை வெல்லமுடியாது" என்றார்.

கர்னல் அக்னியூ, "மிக அருமையான திட்டம். எப்பொழும் சூழ்ச்சிதான் வீரத்தைவெல்லும். இப்பொழுதே உங்களுக்கு 10,000 வராகன் தரச் சொல்கிறேன்.

நீங்கள் உடனே ஊருக்குச் சென்று, மருதுபாண்டியரின் படைத்தளபதியை நம் வழிக்குக் கொண்டுவந்து பிறகு எனக்கு தகவல் அனுப்புங்கள்" என்றார். அந்த வைத்தி, "துரையவர்களே, நீங்கள் ஒக்கூர் வந்ததும், பெரிய உடையாத் தேவரை மன்னராக அறிவிப்பதாக உத்திரவாதம் கொடுங்கள். அப்பொழுதுதான் நாங்கள் வேலையைத் தொடங்குவோம்" என்றார். அதற்கு கர்னல் அக்னி யூ, "நீங்களே வேண்டாம் என்று சொன்னாலும் நான் பெரிய உடையாத்தேவரை சிவகங்கை மன்னராக அறிவிக்கவேண்டும் என்று முடிவுசெய்துவிட்டேன். அவர் உதவி எங்களுக்கு என்றும் தேவை. இது என் உத்திரவாதம்" என்றார். உடையாத்தேவரும், வைத்தியும் பணத்தைப் பெற்றுக்கொண்டு விடைபெற்றனர்.

சதித்திட்டம்

படமாத்தூர்

படமாத்தூர் பெரிய உடையாத்தேவரின் அக்காவின் கணவர்தான் மருதுபாண்டியரின் தளபதி ஒச்சாத்தேவர். அவர்களின் மகளைத்தான் உடையாத்தேவர் திருமணம் செய்துள்ளார். வைத்தியின் அறிவுரைப்படி பெரிய உடையாத்தேவர்அவர்மனைவியிடம்,"செல்லாத்தா,இதோ பார் எவ்வளவு பணம். இதை கும்பினி துரை கொடுத்தார். இன்னும் கொடுப்பதாகவும் சொல்லியிருக்கிறார். மேலும், அவர்கள் என்னை இந்த நாட்டின் ராஜாவாக ஆக்கப்போவதாக உறுதியளித்திருக்கிறார்கள்" என்றார்.

அதற்குச் செல்லாத்தாள், "அப்படியா? நீங்கள் இந்த நாட்டுக்கு ராஜா என்றால் நான்தான் இராணி. எனக்கு நிறைய நகைகளும், உடைகளும் கிடைக்கும்; ஆமாம், இந்த மருதுபாண்டியர் இருக்கும்போது, நீங்கள் எப்படி ராஜாவாக முடியும்"? என்றாள். உடையாத்தேவர், "அதற்குத்தான் கும்பினியார் உதவப்போகிறார்கள். நாம் அவர்களுக்கு உதவி செய்தால் அவர்கள் நமக்கு இந்த உதவியை செய்வார்கள்" என்றார். செல்லாத்தாள்,

"நீங்கள் அவர்களுக்கு என்ன உதவி செய்யமுடியும்?" என்று கேட்டாள். உடனே உடையாத்தேவர், "அவர்கள் மருதுபாண்டியரைப்பிடிக்கநான்உதவிசெய்தால்என்னை ராஜாவாக ஆக்குவதாக உறுதியளித்திருக்கிறார்கள்" என்றார். உடனே, செல்லாத்தாள், "என்ன? பகல் கனவு காண்கிறீர்களா? உங்களால் எப்படி மருது பாண்டியர்களைப் பிடித்துக் கொடுக்கமுடியும்? என் தந்தை வேறு அவர்களுக்குத் தளபதியாக இருக்கிறார்" என்றாள். "அதற்குத்தான் நீ எனக்கு உதவ வேண்டும். நீ எப்படியாவது உன் தந்தையை என் பக்கம் வரவைக்க வேண்டும். அவர் உதவினால் நாம் மருதுபாண்டியரை பிடித்துக்கொடுத்து நான் ராஜாவாக முடியும். நீ இராணியாக முடியும்" என்றார். அதற்கு செல்லாத்தாள், "என் தந்தை அதற்கு எப்படியும் ஒப்புக்கொள்ள மாட்டார். அவர் மருதுபாண்டியரிடம் அளவற்ற மதிப்பு கொண்டிருக்கிறார்" என்றாள். பெரிய உடையாத்தேவர் சிரித்துக்கொண்டே, "செல்லாத்தா, பணம், பதவி, பாசம் இவற்றிற்கு மயங்காதவர்களே கிடையாது. நீ போய் உன் தந்தையிடம் இந்தப் பணத்தை முதலில் கொடு, பிறகு விஷயத்தைச் சொல். அப்படி நான் ராஜாவானால் அவர்தான் எனக்கு மந்திரி. ராணியின் தந்தை என்று சொல். அதற்கும் அவர் தயங்கினால், நீ இராணி ஆவதை அவர் தடைசெய்தால், நீ தீக்குளித்து தற்கொலை செய்து கொள்வதாக பயமுறுத்து. எப்படியும் உன் தந்தை வழிக்கு வந்துவிடுவார் என்று எனக்கு நம்பிக்கை உள்ளது" என்றார்.

செல்லாத்தாளும், "சரி, நான் என் தந்தையிடம் சென்று பேசிப்பார்க்கிறேன். அவர் மனதிலும் ஆசைகள் உண்டு. மேலும், என்மீதும் அளவுகடந்த பாசம்

வைத்திருக்கிறார்" என்று கூறித் தன் தாய்வீட்டை நோக்கிப் புறப்பட்டாள். செல்லாத்தாள், தன் தாய் வீட்டிற்குச் சென்றபோது ஒச்சாத்தேவர் உணவருந்தி முடித்துவிட்டுத் தன் மனைவியிடமும், உறவினர்களிடமும் பேசிக்கொண்டிருந்தார். வீரர்கள் சிலரும் அங்கு இருந்தனர். அங்கு சென்ற செல்லாத்தாள் சிறிது நேரம் அவர்களிடம் பேசிவிட்டு, பிறகு ரகசியமாய், "அப்பா, நான் உங்களிடம் ஒரு முக்கியமான விஷயம் தனியாகப் பேசவேண்டும்" என்றார். ஒச்சாத்தேவரும், செல்லாத்தாளும் உள்ளே சென்றனர்.

செல்லாத்தாள், "அப்பா, இப்பொழுது நான் வாழ்வதும் சாவதும் உங்கள் கையில்தான் இருக்கிறது" என்றாள். திடுக்கிட்ட ஒச்சாத்தேவர், "என்னம்மா, என்ன சொல்கிறாய்?" என்றார். செல்லாத்தாள் தன் இடுப்பில் இருந்த பணப்பையை எடுத்து தந்தைமுன் வைத்து, "இந்தப் பணத்தை கும்பினியார் என் கணவரிடம் கொடுத்து. அவர்களுக்கு உதவுமாறு கேட்டுக்கொண்டிருக்கிறார்கள். அப்படி உதவினால் என் கணவரை சிவகங்கைக்கு மன்னராக முடிசூட்டுவதாக வாக்களித்திருக்கிறார்கள். அவர் மன்னரானால் நான் இராணி ஆகிவிடுவேன். நீங்கள் மந்திரி ஆகிவிடுவீர்கள். இப்படி ஒரு சந்தர்ப்பம் வைத்தியால்தான் கிடைத்தது" என்றாள்.

பதறிப்போன ஒச்சாத்தேவர், "அது எப்படி அம்மா சாத்தியமாகும்? என்றைக்குமே கும்பினியாரால் மருதுபாண்டியரை வெல்ல முடியாது. அப்போது எப்படி உன் கணவர் மன்னராக முடியும்?" என்றார். "அதற்குத்தான் உங்கள் உதவி கேட்டு வந்திருக்கிறேன். கும்பினியார் ஒரு சதித்திட்டம் வைத்திருக்கிறார்கள். அதன்படி நாம்

அதற்கு உதவி செய்தால் மருது பாண்டியரைப் பிடித்து சிறையிலிட்டு என் கணவரை மன்னராக ஆக்குவதாக கும்பினியார் உறுதியளித்திருக்கிறார்கள்" என்றார்.

ஒச்சாத்தேவர், "செல்லாத்தா, ஒருபோதும் என் மனது இதற்குச் சம்மதிக்காது. நான் மருதுபாண்டியருக்கு துரோகம் செய்யமாட்டேன். என்னால் முடியவே முடியாது" என்றார்.

உடனே செல்லாத்தாள் கோபமாக எழுந்து, "அப்படியானால் உங்கள் மகளின் உயிரைவிட, அந்த மருதுபாண்டியர்தான் உங்களுக்கு முக்கியமானவர்களாகப் போய்விட்டார்களா? முறைப்படி என் கணவருக்குக் கிடைக்கவேண்டிய பட்டத்தை, இந்த மருதுபாண்டியர் சூழ்ச்சியாக வெங்கம் உடையணத் தேவருக்கு சூட்டிவிட்டார்கள். இப்படி வாழ்வதைவிட சாவதே மேல். நான் போய் தீக்குளித்து என் உயிரைவிடப் போகிறேன். அந்தப் பாவம் உங்களைத்தான் சேரும்" என்று அழுதுகொண்டே புறப்பட்டாள். அவளை மறித்து அமரவைத்த ஒச்சாத்தேவர் கண்ணீருடன், "அம்மா எனக்கு என் அருமை மகளின் வாழ்க்கைதான் முக்கியம். உனக்காக நான் எது வேண்டுமானாலும் செய்வேன். நீ ராணியானால் எனக்குத்தான் மகிழ்ச்சி. நீ அவசரப்பட்டு எந்த முடிவும் எடுக்காதே. உன் கணவருக்கு என்ன உதவி வேண்டும்? என்று கேள். நான் உனக்கு உதவுகிறேன்" என்றார்.

இந்தவிஷயத்தைசெல்லாத்தாள்போய்தன்கணவரிடம் சொல்ல, படமாத்தூராரும் உடனடியாக ஒச்சாத்தேவரை நேரில் வந்து சந்திக்கிறார். "கும்பிடுகிறேன் மாமா. நீங்கள் எனக்கு உதவ ஒப்புக்கொண்டமைக்கு மிக்க மகிழ்ச்சி.

நான் சிவகங்கை மன்னரானால் நீங்கள்தான் எனக்கு மந்திரி. நம் குடும்பம் ராஜ குடும்பமாக மாறப்போகிறது. மறுபடியும் நம் நாலு கோட்டையார்தான் சிவகங்கையை ஆளப்போகிறோம்" என்றார் பெரிய உடையாத்தேவர்.

"அதற்கு நான் என்ன உதவி செய்யவேண்டும் என்று சொல்லுங்கள். என் மனது ஒப்புக்கொள்ளாவிட்டாலும் என் மகளுக்காகச் செய்கிறேன்" என்றார்.

அதற்கு உடையாத்தேவர், "நீங்கள் இந்தப் பகுதிக்குப் படைத்தளபதி என்ற முறையில் ஒரு உதவியைச் செய்ய வேண்டும். கும்பினியாரின் படை மதுரையில் இருந்து மேலூர் வழியாக வெள்ளலூர் வந்து ஒக்கூரை அடைந்து ராணுவத்தளம் அமைக்க வேண்டும். அவர்கள் வரும் வழியில் உங்கள் படைகள் குறுக்கிடவோ, தாக்கவோ கூடாது. உங்கள் படைகளை வேறு இடங்களில் ஈடுபடுத்துங்கள். மேலும், கும்பினியார் படை இங்கு வரும் தகவலை மருதுபாண்டியருக்குத் தெரியாமல் பார்த்துக்கொள்ளவேண்டும். நீங்கள் வேறு ஒன்றும் செய்ய வேண்டாம். மற்றதை நாங்கள் பார்த்துக்கொள்வோம்" என்றார்.

ஒச்சாத்தேவர் சிறிது நேரம் யோசித்துவிட்டு, "சரி மருமகனே, நான் அப்படியே செய்கிறேன்". இந்த விஷயம் மருதுபாண்டியருக்குத் தெரிந்தால் என் உயிரே போய்விடும். பரவாயில்லை. என் மகளுடைய வாழ்க்கைக்காகத்தான் இதைச் செய்கிறேன்" என்றார். அதற்கு உடையாத்தேவர், "பயப்படாதீர்கள் மாமா. அதற்கு மருதுபாண்டியர் உயிருடன் இருக்கமாட்டார்கள். அதை நான் பார்த்துக்கொள்கிறேன்" என்று கூறிப் புறப்பட்டார்.

உடையாத்தேவருக்கு ஜமீன்தார் பட்டம்

ஒக்கூர்

கர்னல் அக்னியூவின் படைகள் பீரங்கிகளோடு மதுரையில் இருந்து புறப்பட்டு மேலூர், வெள்ளளூர் வழியாக ஒக்கூர் வந்தடைந்தனர். அவர்கள் வந்த வழி வெறும் கட்டாந்தரையாகவும், பொட்டல்களாகவும் இருந்ததால், பயணம் எளிதாகவும், விரைவாகவும் இருந்தது. ஒச்சாத்தேவர் ஒப்புக்கொண்டபடி அவருடைய படைகளை வேறு இடங்களுக்கு அனுப்பி அவர்கள் கவனத்தைத் திருப்பினார். இருப்பினும் ஒரு ஒற்றன் கும்பினிப் படைகள் வருவதையறிந்து, வேகமாக ஒச்சாத்தேவரிடம்வந்து,"தளபதி,கும்பினியாரின்படைகள் மேலூர் வழியாக இங்கு வந்துகொண்டு இருக்கிறார்கள். நீங்கள் உடனடியாக வழிமறித்துத் தாக்கவேண்டும்" என்றான். அதற்கு ஒச்சாத்தேவர், "அவர்கள் வழியெங்கும் பொட்டல்களாக இருப்பதால் நம்மால் மறைந்திருந்து தாக்க முடியாது. அவர்கள் துப்பாக்கிகளாலும்,

பீரங்கிகளாலும் நம்மை அழித்துவிடுவார்கள். அவர்களை உள்ளே வரவிட்டு பிறகு சுற்றி வளைத்துத் தாக்குவோம். நீ மறுபடியும் மேலூர் சென்று, நடப்பதைக் கவனித்து வா" என்றார். அதற்கு அந்த ஒற்றன், "தளபதி, நான் எதற்கும் சிறுவயல் சென்று மருதுமன்னரைக்கண்டு சொல்லிவிட்டு வருகிறேன்" என்றான். அதற்கு ஒச்சாத்தேவர், "நானே நேரில் சென்று மருதரசரிடம் சொல்லிக்கொள்கிறேன். நீ முதலில் மேலூருக்குப் போ" எனக் கூறி அனுப்பிவைத்தார்.

கும்பினியார் எந்தத் தடங்கலும் இல்லாமல் ஒக்கூரை வந்தடைந்து ராணுவத் தளங்களை அமைத்தனர். ஒக்கூரைச் சுற்றி வெறும் பொட்டல்களாக இருந்ததால் அவர்களுக்கு வீரர்கள் தங்குமிடங்கள், ஆயுதக் கிடங்கு மற்றும் குதிரை லாயங்கள் அமைக்க ஏதுவாக இருந்தது. இந்தத் தகவலைக் கேள்விப்பட்ட மருதுபாண்டியர் மிகவும் அதிர்ச்சி அடைந்தனர்.

சின்னமருது, "கும்பினியார் எப்படி நம் ஒச்சாத்தேவரை மீறி ஒக்கூர்வரை வந்தார்கள். நமக்கு எந்தத் தகவலும் வரவில்லையே. உடனே, ஒற்றர்களை அனுப்பி ஒச்சாத்தேவரைப் பார்த்து, என்ன நடந்தது என்பதை அறிந்து வாருங்கள்" என்று உத்தரவிட்டார்.

ஒச்சாத்தேவரைச் சந்திக்கச் சென்ற ஒற்றர்கள், அவரைச் சந்திக்க முடியாமல் அனைத்து விவரங்களையும் தெரிந்துகொண்டு மருதுவிடம் வந்து கூறினர். பெரியமருது,"நம்பமுடியவில்லையே,நமது ஒச்சாத்தேவரா நமக்கு எதிராகக் கும்பினியாருடன் சேர்ந்து இந்தக் காரியத்தைச் செய்தார்?" என்றார். அதற்கு சின்னமருது, "அவர் பெண்மீது வைத்திருக்கும் பாசம், நம்மீது இருந்த பாசத்தை மறக்கச்செய்தது இயல்புதானே அண்ணா.

அவர்மீது தப்பில்லை. அவர் குடும்பத்தின் நன்மையை உத்தேசித்து இதைச் செய்திருக்கிறார். நாம் நம் நாட்டின் நன்மையை உத்தேசித்து கும்பினியாரை எங்கும் நகரவிடாமல் தாக்குவோம்" என்றார். "உடனே பாகனேரி வாளுக்குவேலிக்குச் சேதி அனுப்பி கும்பினியாரை கிழக்குப்புறமாக இருந்து தாக்கும்படி செய்தியனுப்புங்கள். அவர்கள் சிவகங்கையை நோக்கி நகர்வதை இப்பொழுது நம்மால் தடுக்க முடியாது. ஏனென்றால், அந்தப் பகுதியில் உள்ள நமது படை ஒச்சாத்தேவரின் கட்டுப்பாட்டில் இருக்கிறது. நாமும், மயில்ராயன் கோட்டை நாட்டாரும், பட்டமங்கலம் நாட்டாரும் இந்தப்பகுதியில் இருந்து தாக்குவோம்" என்றார்.

மருதுபாண்டியர் திட்டமிட்டுக் கொண்டு இருக்கும்போதே, கும்பினியாரும் அவர்கள் திட்டப்படி சிவகங்கையை நோக்கிச்சென்று சிவகங்கை அரண்மனையைத் தாக்கிக் கைப்பற்றினர். பின்னர் மன்னர் வெங்கம் உடையணத்தேவரைக் கைதுசெய்து மதுரைக்குக் கொண்டு சென்றனர்.

இதையறிந்த மருதுபாண்டியர் கும்பினிப்படைகளை பலதிசைகளில் இருந்தும் உக்கிரமாகத் தாக்கினர். கர்னல் அக்னியூ உடையாத்தேவருக்கு உறுதியளித்தபடி கலெக்டர் ஜாக்சனிடம் உத்தரவு பெற்று படமாத்தூர் பெரிய உடையாத் தேவரை சிவகங்கை மன்னராக (இஸ்திமிரார் ஜமீன்தார்) நியமிப்பதாக அறிவித்தார். அதற்கான பட்டம் சூட்டும் விழா நாலுகோட்டை அருகில் உள்ள சோழபுரம் கோவிலில் வெகு விமரிசையாக நடத்தப்பட்டது. அனைத்து நாட்டு அம்பலக்காரர்களும் விருந்தினராக அழைக்கப்பட்டனர்.

மன்னராகப் பட்டம் சூட்டப்பட்டவுடன் பெரிய உடையாத்தேவரும் அவருடைய சகோதரரும் உணர்ச்சி மிகுதியால் கர்னல் அக்னியூவின் கால்களில் விழுந்து ஆசி பெற்றனர். வைத்தி போட்டுக் கொடுத்த திட்டம் அமோகமாக நிறைவேறிவிட்டதாக பெரிய உடையாத்தேவர் கருதினார்.

அதற்குப்பிறகு உடையாத்தேவர் கர்னல் அக்னியூவைச் சந்திக்க ஒக்கூர் சென்றிருந்தபோது, உடையாத்தேவர் அக்னியூவிடம், “துரையவர்களே, தங்களுக்கு உறுதியளித்ததுபோல் தாங்கள் சிவகங்கையைக் கைப்பற்ற அனைத்து உதவிகளும் செய்து கொடுத்து என் கடமையை முடித்துவிட்டேன். தாங்களும் எனக்கு முடிசூட்டிவிட்டீர்கள். இதற்கு நாங்கள் உங்களுக்கு என்றென்றைக்கும் கடமைப்பட்டுள்ளோம்” என்றார். அதற்கு கர்னல் அக்னியூ, “உங்கள் கடமை முடியவில்லை ஜமீன்தாரே, எங்களுக்கு மருதுபாண்டியரைப் பிடித்துக்கொடுக்க வேண்டும். அதைவிட முக்கியமாக ஊமைத்துரையை மருதுபாண்டியர் ஒளித்துவைத்திருக்கும் இடம் எங்களுக்குத் தெரியவேண்டும். இவை இரண்டும் முடிந்தால்தான் உங்கள் கடமை முடியும் ஜமீன்தாரே” என்றார். அதற்கு உடையாத்தேவர், “ஓ! அந்த வேலை வேறு எனக்கு இருக்கிறதா? நாம் சென்று மருதுபாண்டியரை வென்று பிடிப்பது என்பது இயலாத காரியம். அதைப் பிறகு பார்த்துக்கொள்ளலாம். முதலில் ஊமைத்துரையை மறைத்து வைத்துள்ள இடத்தை என் மாமனிடம் கேட்டுத் தெரிந்து தங்களுக்குத் தெரிவிக்கிறேன். முதலில் அவரைக் கைப்பற்றுவோம். பிறகு மருதுபாண்டியரைப் பற்றி சிந்திப்போம்” என்றார்.

அதற்கு கர்னல் அக்னியூ, "அதற்கு நேரமில்லை ஜமீன்தாரே, இப்பொழுதே உதயபெருமாள் தெற்கில் இருந்தும், வாளுக்குவேலி கிழக்கில் இருந்தும், மயில்ராயன் கோட்டை நாட்டார்களும், பட்டமங்கலம் நாட்டார்களும் வடக்கில் இருந்தும் ஒக்கூரை இடைவெளிவிட்டு இரவு நேரங்களில் தாக்கிக்கொண்டு இருக்கிறார்கள். இருந்தாலும் போர்க்களம் சமவெளிப் பொட்டலாக இருப்பதால் துப்பாக்கிகளுக்கும், பீரங்கிகளுக்கும் மருதுவின் படைகளால் ஈடுகொடுத்து முன்னேற முடியவில்லை". மறைந்திருந்து தாக்குவதற்கு காடுகளோ, குன்றுகளோ அந்தப் பகுதியில் இல்லாதது கும்பினியாருக்குச் சாதகமாயிற்று.

ஒக்கூரின் நிலப்பரப்பு சமவெளிப் பொட்டலாக இருந்தது. கும்பினிப் படைகளுக்குச் சாதகமாக இருந்தது. இருப்பினும், வாளுக்குவேலியும், உதயபெருமாளும் இடைவிடாது தாக்குவதால் கும்பினிப் படைகள் ஒக்கூர் படைத்தளம் தாண்டி எந்தத் திசையிலும் முன்னேற முடியவில்லை. போரிலும் எவ்வித முன்னேற்றமும் இல்லாததால் மன உளைச்சலுக்கு ஆளான கர்னல் அக்னியூ உடையாத் தேவரை அழைத்து "ஜமீன்தாரே ஊமைத்துரையைக் கைப்பற்றுவதற்கு இப்பொழுது நேரமில்லை. மருதுவின்படைகள் உக்கிரமாக நம்மீது போர்தொடுத்து தொடர்ந்து தாக்குகின்றனர். நாம் அடுத்து எப்படி முன்னேறுவது என்று நீங்கள் வழி சொல்லவேண்டும்" என்றார். அதற்கு உடையாத்தேவர், "துரையவர்களே, ஏற்கெனவே வைத்தி கொடுத்த ஆலோசனையின்படி நான் மன்னர் என்ற முறையில் இந்த நாட்டுத் தலைவர்களையும், அம்பலக்காரர்களையும் அழைத்து, மருதுபாண்டியருக்கு எதிராகப் போரிடும்படி

உத்தரவிட்டால் அவர்களும் ராஜவிஸ்வாசத்துடன் எனக்குக் கட்டுப்பட்டு மருதுபாண்டியருக்கு எதிராகப் போரிடுவார்கள். அப்பொழுது நாம் சிறுவயலைத் தாக்கினால் மருதுபாண்டியரை எளிதாக வீழ்த்திவிடலாம்" என்றார். கர்னல் அக்னியூ, "சரியான யோசனை. உடனே அதற்கு ஏற்பாடு செய்யுங்கள் ஜமீன்தாரே" என்றார்.

மருதுபாண்டியர் படை உடைக்கப்பட்டது

சிவகங்கை

விரைவில் உடையாத்தேவர் சிவகங்கை அரண்மனையில் அனைத்து நாட்டுத் தலைவர்கள் மற்றும் அம்பலக்காரர்கள் கூட்டத்தைக் கூட்டினார். அந்தக் கூட்டத்திற்கு பாகனேரி அம்பலக்கரார் வாளுக்குவேலி, ஏரியூர் அம்பலக்காரர் போன்ற மருதுபாண்டியரின் நெருங்கிய நண்பர்கள் மட்டும் கலந்துகொள்ளவில்லை. அந்தக் கூட்டத்தில் மன்னர் உடையாத் தேவர் பேசினார். "சிவகங்கைச் சீமையின் வீரமிகு அம்பலக்காரர்களே மற்றும் தலைவர்களே! சிவகங்கை அரசர் என்ற முறையில் உங்களை எல்லாம் நான் இங்கே வரவழைத்திருக்கிறேன். நாமும் கும்பினியாரும் நல்ல நட்புடன் இருந்தோம். சிவகங்கை செழித்து வளர்ந்தது. ஆனால், இந்த மருதுபாண்டியர் அவர்களுடைய நண்பர் ஊமைத்துரையைக் காப்பாற்றுவதற்காக சிவகங்கைச் சீமையையே பலிகொடுக்கத் துணிந்துவிட்டார்கள். இப்பொழுது

நாம் கும்பினியாரின் கோபத்திற்கு ஆளாகி போரில் ஈடுபட்டு மிகவும் துன்பத்துக்குள்ளாகி இருக்கிறோம். இந்தப் போரில் கும்பினியார் வெல்வது உறுதி. வீணாக நாம் இந்த மருதுபாண்டியருக்காகப் போரிட்டு மடிய வேண்டுமா? இந்தப் போர் நமக்குத் தேவையா? ஆகவே, மன்னராகிய என் வார்த்தைக்குக் கட்டுப்பட்டு நீங்கள் மருதுபாண்டியருக்கு உதவாமல், அவர்களை எதிர்த்துப் பிடித்துக் கொடுத்தால் நமக்கு கும்பினியாருடைய நட்பும் அதனால் வேறு பல நன்மைகளும் கிடைக்கும். நாமும் போர் இல்லாமல் செழிப்பாக வாழலாம்" என்றார்.

அம்பலக்காரர்களில் மூத்தவரான உஞ்சனை அம்பலக்காரர் எழுந்து, "அரசே, வணக்கம், நான் பேசுவதற்கு மன்னிக்கவேண்டும். மருதுபாண்டியர் ஏற்கெனவே கும்பினியார் நம்மீது போர் தொடுக்கத்திட்டம் தீட்டி இருப்பதாகவும் ஊமைத்துரையின் அடைக்கலத்தை ஒரு காரணமாக வைத்து நம் மீது போர்த்தொடுத்து நம்மை அவர்கள் கட்டுப்பாட்டிற்கு உட்படுத்த வேண்டும் என்பது அவர்களது திட்டம் என்றும் கூறியிருக்கிறார்கள். மேலும், அவர்கள் ஸ்ரீரங்கத்தில் அறிவித்த ஜம்புதீவு போரப்; பிரகடனத்தில் இந்த ஒட்டுமொத்த ஜம்புதீபகற்பத்திற்கே ஆங்கிலேயரிடம் இருந்து விடுதலை வேண்டும் என்றுதான் அறிவித்திருக்கிறார்கள். ஆகவே, இந்தப்போர் அந்தத்திட்டத்தின் ஒரு பகுதிதான். இருந்தாலும் நாட்டு அம்பலக்காரர்களாகிய நாங்கள் சிவகங்கை மன்னருக்குக் கட்டுப்பட்டவர்கள். தங்கள் உத்தரவை மீறுவதும் ராஜதுரோகம்தான். எனவே, நாங்கள் போரிலிருந்து விலகிக்கொள்கிறோம். ஆனால், எங்களால் மருதுபாண்டியரை எதிர்த்துப் போரிட முடியாது. அதற்கு எங்கள் மனம் இடம் கொடுக்காது" என்றார்.

உடையாத் தேவர் சிறிது யோசித்துவிட்டு, “அம்பலக்காரரே, நீங்கள் முடிவு செய்தால் மாறமாட்டீர்கள் என்பதும் மற்ற அம்பலக்காரர்கள் மீற மாட்டார்கள் என்பதும் எனக்குத் தெரியும். தாங்கள் கூறியபடி போரிலிருந்து விலகிக்கொள்ளுங்கள். கும்பினியார் முடிந்தால் மருதுபாண்டியரைப் பிடித்துக் கொள்ளட்டும் என்றார். அம்பலக்காரர்களும், மனமில்லாமலும் வேறு வழியில்லாமலும் ஒப்புக்கொண்டார்கள். அதன்படி அந்தச் செய்தியை அம்பலக்காரர்கள் மருதுபாண்டியரிடம் தெரிவித்தார்கள்.

சிறுவயல்

சிறுவயலில், பெரியமருது, மந்திரி தாண்டவராயன் பிள்ளை, சுப்பிரமணியன் சேர்வை ஆகியோருடன் ஆலோசித்துக் கொண்டிருந்தார். பெரிய மருது, "கும்பினியாரின் சூழ்ச்சிவலையில் உடையாத்தேவர் வீழ்ந்துவிட்டார். அவர் நம் அம்பலக்காரர்களின் ராஜவிஸ்வாசத்தைப் பயன்படுத்தி அவர்கள் நமக்கு உதவாதபடி செய்துவிட்டார். பரவாயில்லை, சுப்பிரமணியன் சேர்வை, நீங்கள் உடனடியாகச் சென்று அனைத்து நாட்டு அம்பலக்காரர்களின் படைகளையும் கலைத்துவிட்டதாக தெரியப்படுத்துங்கள். வீரர்கள் அனைவரும் அவரவர் கிராமங்களுக்குச் சென்று அவரவர் தொழிலைப் பார்க்கட்டும். நம் உதயபெருமாளின் படையும், நைனியப்பன் சேர்வையின் படையும், உங்கள் படையும் மட்டும் நம்மோடு இருக்கட்டும். இவர்களை வைத்தே நாம் கும்பினியாரைத் தாக்குப்பிடிக்க முடியும். பிரெஞ்சுப் படைகள் நமக்கு உதவ வருவதாக துந்தாஜிவாக் கூறியிருந்தார். அவர்கள் வந்துவிட்டால் நமக்கு வெற்றி நிச்சயம்" என்றார்.

அப்போது வாளுக்குவேலி வேகமாக மருது பாண்டியரின் வீட்டிற்குள் வந்தார், "அரசே, நம் நாட்டு அம்பலக்காரர்கள் அனைவரையும் இந்த உடையாத்

தேவர் நம்மிடமிருந்து இருந்து பிரித்துவிட்டார். நானும், ஏரியூர் அம்பலக்காரரும், பிரான்மலை சேர்வையும் உங்களுடன் இருந்து இறுதிவரை போராடுவோம். வெற்றி நமதே" என்றார்.

அதற்குப் பெரியமருது, "வாளுக்குவேலி, நீங்களும் நைனியப்பன் சேர்வை, சுப்பிரமணியன் சேர்வை, உதயபெருமாளும் என்னுடன் இருக்கும்வரை நமக்கு என்றும் தோல்வியே கிடையாது. நம்மை வழிநடத்த தாண்டவராயன் பிள்ளை இருக்கிறார். இன்னும் சிறிது காலம் தாக்குப்பிடித்தால் பிரெஞ்சுப்படைகள் நம்மோடு வந்து சேர்ந்துவிடும். பிறகு நாம் கும்பினியாரை விரட்டி அடிக்க வேண்டியதுதான்" என்றார்.

ஒக்கூர்

ஒக்கூர் படைத்தளத்தில் கர்னல் அக்னியூவின் கூடாரத்திற்கு வந்த உடையாத்தேவர் "துரையவர்களே, நமக்கு நல்ல செய்திகளாக வந்துகொண்டே இருக்கிறது. நான் இந்த நாட்டு அம்பலக்காரர்களையும், தலைவர்களையும் அழைத்து, மருதுபாண்டியருக்கு ஆதரவாக போரிடக்கூடாது என்று உத்தரவு போட்டுவிட்டேன். மருதுபாண்டியரின் படைகள் கலைக்கப்பட்டுவிட்டன. இனி நமக்கு எந்தத் தடையும் இல்லை. நேராக சிறுவயல் சென்று மருதுபாண்டியரைக் கைது செய்யவேண்டியதுதான்" என்றார். இதைக்கேட்ட கர்னல் அக்னியூ மிகவும் மகிழ்ச்சியடைந்து, "அருமையாக செயல்பட்டு இருக்கிறீர்கள் ஜமீன்தாரே, இது மிக நல்ல செய்தி. நான் படைகளைத் தயார் செய்கிறேன். இப்பொழுது மருதுபாண்டியரின் படையில் எத்தனை வீரர்கள் இருப்பார்கள்? என்று கேட்டார். அதற்கு உடையாத்தேவர் "மருதுபாண்டியரிடம் முன்பு 20,000 வீரர்கள் இருந்தார்கள். இப்பொழுது 2,000 வீரர்கள் தான் இருக்கிறார்கள்" என்றார். "கர்னல் அக்னியூ, "அப்படியென்றால் நாம் அவர்களை சுலபமாக வீழ்த்திவிட முடியும். நீங்கள் இன்னும் ஊமைத்துரை இருக்கும் இடத்தை அறிந்து சொல்லவில்லை. நாம் முதலில்

அவரைத்தான் பிடித்தாக வேண்டும். இல்லாவிட்டால் அவர் வேறு நாட்டிற்குத் தப்பியோடிவிடுவார்" என்றார்.

கர்னல் அக்னியூவிடம் உடையாத்தேவர், "எனக்கு இன்னும் சிறிது காலம் கொடுங்கள் துரையவர்களே. நான் கூடிய விரைவில் கண்டுபிடித்துத் தருகிறேன்"; என்று கூறி உடையாத் தேவர் புறப்பட்டார்.

சிவகங்கை

சிவகங்கை அரண்மனை திரும்பிய உடையாத்தேவர் தன் மாமனார் ஒச்சாத் தேவரை வரவழைத்தார். அதன்படி அரண்மனைக்கு வந்த ஒச்சாத் தேவரிடம் உடையாத் தேவர், "மாமா, நீங்கள் எனக்கு செய்த இந்தப் பெரிய உதவிக்குநான்உங்களுக்குமிகவும்கடமைப்பட்டுள்ளேன். உங்கள் மகள் சிவகங்கை இராணி ஆகிவிட்டாள். நீங்கள் என் மந்திரி ஆகப்போகிறீர்கள். அதற்கு முன் எனக்கு ஒரு சிறிய உதவி செய்ய வேண்டும்" என்றார்.

அதற்கு ஒச்சாத்தேவர், "சொல்லுங்கள் அரசே, என்னால் முடிந்ததைச் செய்கிறேன். எனக்கும் நீங்கள் மன்னரானது குறித்து மகிழ்ச்சிதான்" என்றார்.

உடையாத் தேவர், "மாமா, கும்பினியாருக்கு ஊமைத்துரையைச் சின்ன மருது மறைத்துவைத்திருக்கும் இடம் தெரியவேண்டுமாம். அதைத் தெரிவித்தால் அதற்கான சன்மானம் உங்களுக்குக் கிடைக்கும்" என்றார். திடுக்கிட்ட ஒச்சாதேவர், "அரசே, அந்த விபரம் சின்ன மருதுவைத் தவிர யாருக்கும் தெரியாது. ஊமைத்துரையை சின்னமருது தன் தனிப்பட்ட பாதுகாப்பில் எங்கோ மறைத்து வைத்திருக்கிறார். அதைக் கண்டுபிடிப்பது என்னால் இயலாது" என்றார்.

உடையாத் தேவரோ, "நீங்கள்தான் எப்படியாவது உங்களது ஒற்றர்களை அனுப்பி ஊமைத்துரையின் மறைவிடத்தை அறிந்து எனக்குச் சொல்லவேண்டும். அது நமக்கு மிகவும் முக்கியம். ஊமைத்துரை கிடைத்துவிட்டால் போர் முடிந்த மாதிரிதான்" என்றார். ஒச்சாத் தேவரும், "சரி, நான் எனது ஒற்றர்களை அனுப்பி முடிந்தவரை கண்டுபிடித்துச் சொல்கிறேன்" என்று கூறி விடை பெற்றார்.

அதே சமயம், ஒக்கூரில் இருந்து எந்தத் திசையிலும் நகர முடியாமல்,மதராஸ்,தஞ்சாவூர்மற்றும்புதுக்கோட்டையில் இருந்து வரவழைக்கப்பட்ட படைகள் வந்து சேர்வதற்காக கர்னல் அக்னியூ காத்துக்கொண்டிருந்தார். அந்தப்படைகள் வரும் வழியெல்லாம் தாக்கப்பட்டு மிகுந்த சிரமத்துடன் திருப்பத்தூர் வந்து சேர்ந்தன.

மறுநாள் ஒற்றர்கள் மூலம் செய்தி சேகரித்த ஒச்சாத்தேவர், உடையாத் தேவரைச் சந்திக்க சிவகங்கை அரண்மனைக்கு வந்தார். உடையாத்தேவர், "வாருங்கள் மாமா. ஏதேனும் நல்ல சேதி உள்ளதா?" என்று கேட்டார்.

அதற்கு ஒச்சாத்தேவர், "எனக்கு நிச்சயமாகத் தெரியவில்லை. ஆனால், ஒற்றர்களின் தகவல்படி சின்னமருது அடிக்கடி பிரான்மலைக்கு ரகசியமாகச் செல்வதாகவும் ரகசியமாகத் திரும்புவதாகவும் கேள்விப்பட்டேன். அதனால், ஊமைத்துரை பிரான்மலையில் மலைச்சேர்வார் பொறுப்பில் இருக்கலாம் என்று எனக்கு சந்தேகம். அதை உங்களிடத்தில் தெரிவித்துவிட்டுப் போகலாம் என்று வந்தேன்" என்றார்.

உடையாத்தேவரும், "சரியான யூகம் மாமா. நிச்சயமாக ஊமைத்துரை பிரான்மலையில்தான் இருக்கவேண்டும். அதைவிட பாதுகாப்பான இடம் வேறு இல்லை. மிகவும் நன்றி மாமா. நான் உடனடியாகச் சென்று துரைமார்களிடம் இந்தத் தகவலைத் தெரிவித்துவிட்டு வருகிறேன்" என்றார்.

ஒக்கூர்

ஒக்கூரில் கர்னல் அக்னியூவின் கூடாரத்தில் அவரைச் சந்தித்த உடையாத் தேவர், "துரையவர்களே, ஊமைத்துரையை மறைத்து வைத்திருக்கும் இடத்தைக் கிட்டத்தட்ட சரியாக என் மாமா மூலம் கண்டுபிடித்து வந்திருக்கிறேன். இங்கிருந்து வடக்கே சிவகங்கைச் சீமையின் எல்லையில் பிரான்மலை என்று ஒரு பெரிய மலை உள்ளது. அது சின்னமருதுவுக்கு மிகவும் நெருங்கிய மலைச்சேர்வையின் கட்டுப்பாட்டில் உள்ளது. அந்தப் பகுதியில் உள்ள வணிகர்களைக் கொள்ளையர்களிடம் இருந்து காப்பாற்றுவதற்காக ஒரு படை அங்கு நிறுவப்பட்டுள்ளது. அந்த மலையில்தான் சின்னமருது ஊமைத்துரையை மறைத்து வைத்திருக்க வேண்டும்" என்றார்.

கர்னல் அக்னியூ, "மிகவும் நல்ல செய்தி கொண்டுவந்திருக்கிறீர்கள் ஜமீன்தாரே. அங்கு அதிகமாக மருதுவின் படைகள் இருக்காது. நாம் உடனே படையுடன் சென்று பிரான்மலையைத் தாக்கி, ஊமைத்துரையைக் கைப்பற்றுவோம்" என்றார்.

மறுநாளே, கர்னல் இன்ஸ் தலைமையில் மேஜர் ஷெப்பர்ட் மற்றும் கும்பினியாரின் குதிரைப்படைகளும்,

பீரங்கிகளுடன் சிப்பாய்களும் புறப்பட்டு பிரான்மலை நோக்கிச் சென்றனர். வழியிலேயே பட்டமங்கலத்தார் படைகளாலும், மயில்ராயன் கோட்டைப் படைகளாலும் தாக்கப்பட்டாலும், பீரங்கிகளால் தாக்கிக்கொண்டே முன்னேறினார்கள். மிகுந்த சேதத்துடனும், சிரமத்துடனும் கும்பினியாரின் படை பிரான்மலையின் அடிவாரத்தை வந்து அடைந்தது.

பிரான்மலைப் போர்

பிரான்மலை

பிரான்மலையின் அடிவாரத்தில் ஒரு பெரிய கோவில் உள்ளது. அதைச் சுற்றிலும் தென்னந்தோப்புகளும், மாந்தோப்புகளும் நிறைய இருந்தன. பிரான்மலை மிக உயரமாக பெரிய சிவலிங்கத்தைப் போல் காட்சியளித்தது. மலையின் நடுப்பகுதியில் ஒரு சுனை (நீர்த்தடாகம்) எப்பொழுதும் குளிர்ந்த நீருடன் இருக்கும். அதன் அருகில் ஒரு குகை போன்ற அமைப்பு உள்ளது. அங்கிருந்து பார்த்தால், பல காத தூரத்திற்கு இருக்கும் நிலப்பரப்பும் பாதைகளும் தெளிவாகத் தெரியும். கொள்ளையர்களோ, எதிரிகளோ தென்பட்டால், உடனடியாக சங்கேத ஒலி மூலம் மலைச் சேர்வாரின் படைகளுக்குத் தகவல் தெரிவித்து அவர்கள் உடனே பாய்ந்து சென்று கொள்ளையர்களையும் எதிரிகளையும் வீழ்த்துவார்கள். அந்தச் சுனைக்கு அருகிலேயே, சிறு வீடுகள் கட்டி மலைச் சேர்வாரும் அவருடைய ஆட்களும் தங்கியிருந்தனர். மலை முழுவதும் பழமரங்களும் சிறு விலங்குகளும், பறவைகளும் எப்பொழுதும் இருக்கும். மலையுச்சியில் ஒரு முருகன்

கோவிலும், இஸ்லாமியர் தர்காவும் இருந்தது. உச்சியில் இருந்து ஒரு சரிவில் சென்றால் ஒரு குகை உள்ளது. அங்கு மரத்தின் வேர்களைப் பிடித்துதான் இறங்கிப் போக முடியும். அந்தக் குகையை யாரும் சுலபமாக அடைய முடியாது. மலைச் சேர்வாரும் ஒரு சிலரும் மட்டும்தான் அங்கு செல்லமுடியும். மலை உச்சியிலும் ஒரு குளிர்ந்த நீர்ச்சுனை உள்ளது.

கும்பினியாரின் படைகள் தூரத்தில் வரும்போதே மலைச் சேர்வார் அவர்களைப் பார்த்துவிட்டு, ஊமைத்துரையை தனது ஆட்கள் மூலம் உச்சிமலைக்கு அனுப்பி அந்த குகைக்குள் மறைத்து வைத்துவிட்டார். தன் படைகளுக்கு என்ன செய்ய வேண்டும் என்று தெளிவாக உத்தரவிட்டார். படைகள் அனைவரையும் மலைமீது ஏறி மரங்களிலும், பாறைகள் மத்தியிலும் மறைந்து இருந்து யார் மலைமீது ஏறினாலும் அவர்களை வரவிட்டு மலைமேல் மறைந்திருந்து தாக்கி அழிக்கவேண்டும் என்றும், எக்காரணத்திலும் எதிரிகளுடன் நேருக்கு நேர் மோதக்கூடாது என்றும் தீர்க்கமாக உத்தரவிட்டார். பிரான்மலை அவர்களுக்கு அத்துப்படியான இடம் என்பதால் அவர்கள் திட்டப்படி எதிரிகளை மறைந்திருந்து தாக்கத் தயாராக இருந்தனர்.

கும்பினிப்படைகள் பிரான்மலையை அடைந்த பிறகுதான் அவர்களுக்கு பீரங்கிகளையும், குதிரைப்படையையும் மலைமேல் ஏற்றமுடியாது என்று தெரிந்துகொண்டனர். வேறு வழியில்லாமல் மலை மீது ஏற முயன்ற சிப்பாய்கள் ஒவ்வொருவராக வீழ்த்தப்பட்டனர். சிப்பாய்கள் மலையேறும் போது துப்பாக்கிகளைத் தயாராக வைத்திருக்க முடியாமல் முதுகில் கட்டி

மலையேறினர். அதைச் சாதகமாகப் பயன்படுத்தி, மலைச் சேர்வாரின் படைகள் அந்தச் சிப்பாய்களைச் சுலபமாக வெட்டி வீழ்த்தினர். சிப்பாய்களின் பின்னே, மலை ஏற முயன்ற கும்பினிப் படையினரும் அதேபோல் வேல்கம்புகளால் தாக்கப்பட்டு வீழ்ந்தனர். கும்பினிப் படைகள் என்ன செய்வது என்று அறியாமல் திகைத்து நின்றபோது, மலைச் சேர்வாரின் ஆட்கள் மலையிலிருந்து பெரும் பாறைகளை உருட்டிவிட்டனர். கும்பினியாரின் பீரங்கிகளும், குதிரைகளும் சிதறி ஓடின. பலத்த தாக்குதலுக்கு ஆளான கும்பினிப்படையினர் வேறு வழியில்லாமல் பின்வாங்கி திருப்பத்தூர் சென்று அங்கிருந்த படைகளுடன் சேர்ந்துகொண்டனர்.

அந்தச் செய்தியைக் கேள்விப்பட்ட கர்னல் அக்னியூ மிகவும் ஆத்திரப்பட்டார். “என்ன தைரியம் அந்த மலைச் சேர்வாருக்கு. நம் படைகளையே அடித்து விரட்டும் அளவிற்கு அந்த மலை அவர்களுக்குச் சாதகமாக இருந்திருக்கிறது. நம்முடைய பல பீரங்கிகளும், துப்பாக்கிகளும் அவர்கள் வசம் சிக்கியிருக்கிறது. இருக்கட்டும். முதலில் நாம் சிறுவயலைத் தாக்கி மருது பாண்டியரைக் கைதுசெய்துவிட்டுப் பிறகு பிரான்மலையை முற்றுகையிட்டு ஊமைத்துரையைக் கைப்பற்றுவோம்” என்றார்.

அதிர்ஷ்ட தேவதை விலகியது

சிறுவயல்

சிறுவயலில் சின்னமருது, "நம்மால் இவ்வளவு பெரிய படையை நேருக்கு நேர் எதிர்கொள்ள முடியாது. நாம் நம்முடன் இருக்கும் வீரர்களுடன் காடுகளுக்குள் இருந்தும் கண்மாய்க் கரைகளிலிருந்தும் தாக்குவதுதான் சிறந்த வழி. ஆகவே நாம் சிறுவயலில் இருந்துகொண்டு போரிட முடியாது. சிறுவயலைக் கும்பினியார் கைப்பற்றிவிட்டால் நம் குடும்பத்தினர் அனைவரையும் சிறைப்படுத்தி விடுவார்கள். ஆகவே நாம் அனைவரும் குடும்பங்களோடு வெளியேறி அருகில் உள்ள கிராமங்களில் தங்கிக்கொள்வோம். நாம் நம் வீரர்களோடு காடுகளில் மறைந்திருந்து கும்பினியாரைத் தாக்குவோம். நம் காடுகளுக்குள் அவர்களால் நுழைந்து நம்மைப் பிடிக்க முடியாது" என்றார்.

அந்த சமயம் அவர்களுக்கு புறா மூலம் ஒரு செய்தி வந்தது. அதைப் பிரித்துப் படித்த சின்னமருதுவின் முகம் அதிர்ச்சியில் வாடிப்போனது. அதைக்கண்ட பெரிய மருது, "தம்பி, வந்திருப்பது ஒரு கெட்ட செய்தி என்று தெரிகிறது.

அது என்ன என்று தெரிந்தால்தான் நாம் திட்டமிடுவதற்கு ஏதுவாக இருக்கும்” என்றார்.

“அண்ணா, துந்தாஜிவாக் செய்தி அனுப்பியுள்ளார். திப்பு சுல்தான் ஸ்ரீரங்கப்பட்டிணத்தில் போரில் வீழ்த்தப்பட்டு, கொல்லப்பட்டிருக்கிறார். துந்தாஜிவாக் போரில் தோல்வி முகத்தில் இருக்கிறார். நாம் பெரிதும் எதிர்பார்த்த பிரெஞ்சுப்படையினர் இங்கே வருவது சாத்திமில்லை. ஏனென்றால் நெப்போலியனும் போரில் வீழ்த்தப்பட்டிருக்கிறார். அதிர்ஷ்ட தேவதை நம்மைவிட்டுப் போய்விட்டாள் என்று தோன்றுகிறது” என்று சின்னமருது வருத்தத்துடன் கூறினார்.

உடனே, பெரியமருது, “மனம் தளராதே தம்பி, நம் தைரியத்தையும், வீரத்தையும், இன்று நம்முடன் உள்ள வீரர்களின் தன்னம்பிக்கையையும் இந்தக் கும்பினியாரால் தோற்கடிக்க முடியாது. நாம் உயிருள்ளவரை கும்பினியாருக்கு இடம் கொடுக்க மாட்டோம். அவர்களைத் தாக்கிக்கொண்டே இருப்போம்” என்றார்.

அப்போது மந்திரி தாண்டவராயன் பிள்ளை, “நாம் நம் குடும்பங்களுடன் காலி செய்துவிட்டால் அந்த ஊரை கும்பினியார் படைத்தளமாக மாற்றி வீரர்கள் தங்குவதற்கு ஏற்ற இடமாக அமைந்துவிடும்” என்றார்.

உடனே சின்னமருது, “அப்படியானால் நாமே சிறுவயல் ஊரை அவர்களுக்குப் பயன்படாமல் அழித்து விடவேண்டியதுதான். இங்கேயே தங்கிப் போரிட்டால் நம் குடும்பத்தினரைப் பிடித்து பிணைக் கைதிகளாக வைத்துக்கொண்டு நம்மைப் பணிய வைக்க முயற்சிப்பார்கள். அவர்கள் நேர்மையற்றவர்கள்” என்றார்.

பெரியமருது சிறிது யோசித்துவிட்டு, "அப்படியானால், நம் குடும்பங்களில் உள்ள பெண்களையும், குழந்தைகளையும், முதியவர்களையும் உடனடியாக வெளியேற்றி அக்கம் பக்கத்தில் உள்ள கிராமங்களில் தங்க வைக்க ஏற்பாடு செய்யுங்கள். நாமும் நம் உணவுக்கு அங்கு செல்லலாம். மற்ற வேளைகளில் நாம் காடுகளில் மறைந்து கும்பினியாரின் படைகளை தாக்கிக் கொண்டே இருப்போம். நம் வேலுக்கும், வளரிக்கும், அம்புக்கும் வலிமைக்கும் அவர்களால் இந்தக்காட்டில் ஈடு கொடுக்க முடியாது" என்றார்.

பெரியமருதுவின் உத்தரவின்படி முதியவர்களும், பெண்களும், குழந்தைகளும் சுற்றி அருகில் உள்ள கிராமங்களுக்கு அனுப்பப்பட்டனர். கிராமத்து மக்களும் அவர்களை அன்புடன் சேர்த்துக்கொண்டு பரிவோடு கவனித்தனர். மருதுபாண்டியர் அவர்கள் படைகளுக்கு போரின் திட்டங்குறித்து விளக்கிவிட்டு, சிறுவயல் நகரத்தையே நெருப்பிட்டு அழிக்க உத்தரவிட்டனர். அதன்படி சிறுவயல் நகரம் முற்றிலுமாக அழிக்கப்பட்டது.

சிறுவயலை நோக்கிவந்த கும்பினியாரின் படை வழிநெடுகிலும், வாளுக்குவேலியின் படைகளால் தாக்கப்பட்டனர். இருப்பினும் கும்பினியார் துப்பாக்கிளாலும், பீரங்கிகளாலும் தாக்கிக்கொண்டு முன்னேறினார்கள். சிறுவயலுக்கு வெகுதூரத்தில் வரும்போதே அந்தத் திசையில் இருந்து கரும்புகை மேலெழும்பிச் செல்வதைக் கண்டனர்.

கர்னல் அக்னியூ, "என்ன இது? நாம் தாக்குவதற்கு முன்பே சிறுவயலை யாராவது தாக்கி தீக்கிரையாக்கிவிட்டார்களா? என்னால்

நம்பமுடியவில்லையே. நாம் அங்கு சென்று தெரிந்து கொள்வோம்” என்றார். கும்பினிப் படை சிறுவயலுக்குள் நுழைவதற்கு முன்பே மருதுவின் படைகளால் தாக்கப்பட்டனர். அவர்கள் கண்மாய்க் கரையின் பின்புறத்தில் இருந்து தாக்கியதால், கும்பினியாரால் அவர்களைத் திருப்பித் தாக்க முடியவில்லை. இருந்தாலும், துப்பாக்கிளால் சுட்டுக்கொண்டே முன்னேறி சிறுவயலை அடைந்தனர். சிறுவயல் பற்றி எரிவதைக் கண்டு அவர்களுக்கு திகைப்பாகவும் அதிர்ச்சியாகவும் இருந்தது. அவர்களால் சிறுவயலுக்குள் நுழைய முடியவில்லை. வெளியிலேயே ஒரு படைத்தளத்தை உருவாக்கி கூடாரங்கள் நிறுவி அங்கேயே தங்கினார்கள். சிறுவயலைச் சுற்றிலும் கல்லல் காடு அடத்தியாகவும் படைகள் செல்ல முடியாதபடியும் அமைந்திருந்தது. கும்பினிப்படைகள் மேற்கொண்டு என்ன செய்வது என்று தெரியாமல் அங்கேயே தங்கினர். கர்னல் அக்னியூ மற்ற கும்பினி தளபதிகளிடம், “மருது பாண்டியர் இந்தப் பகுதியில்தான் மறைந்திருக்கின்றனர். ஆகவே, நாம் இங்கேயே தங்கி, அவர்களை எப்படியாவது தேடிப்பிடிக்கவேண்டும். நான் மட்டும் சில வீரர்களுடன் ஒக்கூருக்குத் திரும்பிச் சென்று, சிவகங்கை ஜமீன்தாரிடம் இந்தப் பகுதியை நன்கு அறிந்தவர்களை நம்முடன் அனுப்பும்படி கேட்கிறேன். மேலும், மருதுபாண்டியர் எங்கு ஒளிந்திருக்கக்கூடும் என்பதை அவரது மாமா ஒச்சாத்தேவரிடம் கேட்டுத் தெரிந்துகொண்டு வருகிறேன். அதுவரை நீங்கள் இங்கேயே இளைப்பாறுங்கள்” என்று கூறி ஒரு சிறு படையுடன் ஒக்கூருக்குத் திரும்பிச் சென்றார்.

இறுதி சதித்திட்டம்

சிவகங்கை

சிவகங்கை அரண்மனையில் உடையாத் தேவரும், புரோகிதர் வைத்தியும், அமர்ந்து பேசிக்கொண்டிருந்தனர். உடையாத் தேவர், "சாமி, உங்கள் புத்திசாலித்தனமான உத்தியால் தான் எனக்கு மன்னர் பதவி கிடைத்தது. நீங்கள் எப்பொழுதும் என்னுடனிருந்து எனக்கு யோசனை கூறி நான் நல்லபடியாக ஆட்சி நடத்த உதவ வேண்டும். நான் உங்களுக்குத் தேவையான தட்சிணை தருகிறேன்" என்றார். அதற்கு புரோகிதர் வைத்தியும், "ஜமீன்தாரே, தங்களுக்கு மன்னர் பட்டத்தை வாங்கிக் கொடுத்திருக்கிறேன். எனக்கு நீங்கள் சில வராகன்கள் கொடுத்தீர்கள். எனக்கு என்ன வேண்டும் என்பதை நேரம் வரும்போது நானே சொல்கிறேன்" என்றார்.

உடையாத் தேவர், "நான் ஜமீன்தாராக சிவகங்கையில் இருந்தாலும், மருதுபாண்டியர் இருக்கும் வரை என் உயிருக்கு எப்போதும் உத்திரவாதமில்லை. இதற்கும் நீங்கள்தான் ஒரு வழி சொல்ல வேண்டும்" என்றார்.

அப்பொழுது ஒக்கூரில் இருந்து ஒரு சிப்பாய், "அரசே, கர்னல் அக்னியூ தங்களை உடனடியாக அழைத்துவரச் சொன்னார். சிறுவயலுக்குப் படைகளுடன் சென்றபோது மருதுபாண்டியர் சிறுவயலைத் தீயிட்டு அழித்துவிட்டு காடுகளுக்குள் தஞ்சம் புகுந்துள்ளனர். உங்களைச் சந்தித்து ஆலோசிக்கவேண்டும் என்று உங்களை வரச்சொன்னார்" என்றான். உடையாத் தேவரும், "அப்படியானால் நானும் உடனே உன்னோடு வருகிறேன்" என்றார். புரோகிதர் வைத்தியும், "நானும் வருகிறேன் ஜமீன்தாரே" என்று கூறி அனைவரும் புறப்பட்டனர்.

ஒக்கூரில் கர்னல் அக்னியூவின் கூடாரத்தில் அனைவரும் ஆலோசனையில் இருந்தனர். உடையாத்தேவர், "துரையவர்களே, நீங்கள் என்னை ஜமீன்தாராக ஆக்கியதற்கு நான் தங்களுக்கு மிகவும் நன்றிக்கடன்பட்டிருக்கிறேன். தாங்கள் உத்தரவிடும் எதையும் செய்யத் தயாராக இருக்கிறேன்" என்றார்.

கர்னல் அக்னியூ, "உங்கள் நன்றி உணர்ச்சிக்கு நன்றி ஜமீன்தாரே, இப்பொழுது நாம் ஒரு முக்கியமான கட்டத்தில் இருக்கிறோம். நாம் எப்படியும் மருதுபாண்டியரைப் பிடித்தாக வேண்டும். அதுதான் எங்களுக்குத் தேவை. அவர்கள் இருக்கும்வரை நம் அனைவருக்கும் ஆபத்துதான். அவர்கள் இப்பொழுது கல்லல் காட்டில் இருக்கிறார்கள். நாங்கள் இடம் தெரியாமல் கல்லல் காட்டிற்குள் மாட்டிக்கொள்வோம். பீரங்கிகளோ। குதிரைகளே காட்டிற்குள் செல்ல வழியில்லை. பிரான்மலையில் நடந்ததுபோல நடக்க வாய்ப்பிருக்கிறது. ஆகவே, உங்களைக் கலந்து உங்கள் படைகளுடன் கல்லல் காட்டுக்குள் தேடினால்,

மருதுபாண்டியரைப் பிடிக்க முடியுமா?" என்று கேட்டார். உடையாத்தேவரும், "துரையவர்களே, எங்கள் படையினரும் மருதுபாண்டியரைத் தேடி கல்லல் காட்டுக்குள் நுழையத் துணியமாட்டார்கள். அது தற்கொலைக்குச் சமம்" என்றார்.

அதுவரை பொறுமையாக அனைத்தையும் கேட்டுக்கொண்டிருந்த புரோகிதர் வைத்தி, "துரையவர்களே, நான் பேசலாமா?" என்று பவ்யமாகக் கேட்டார். கர்னல் அக்னியூ, "உங்கள் யோசனைக்காகத்தான் காத்திருக்கிறோம். உங்கள் யோசனையைக் கூறுங்கள்" என்றார். புரோகிதர் வைத்தி, "மருது பாண்டியரை எப்படிப் பிடிக்கவேண்டும் என்று எனக்குத் தெரியும். ஏற்கெனவே நான் கொடுத்த யோசனைகளின்படிதான் இவர் மன்னரானார். நீங்கள் இதுவரை வெற்றி பெற்றிருக்கிறீர்கள். உங்களுக்கு பதவி உயர்வு நிச்சயம். ஆனால் இவை அனைத்திற்கும் மூல காரணமான எனக்குத் தாங்கள் எதுவுமே செய்யவில்லை. மருதுபாண்டியரைப் பிடிப்பது உங்களுக்கு அவசியம். இல்லாவிட்டால் நீங்கள் இருவரும் இங்கு நீடிக்கமுடியாது. மருதுபாண்டியரைப் பிடிக்க நான் வழி சொன்னால் நான் கேட்பதை எனக்குத் தரவேண்டும். சம்மதமானால் வழியைச் சொல்கிறேன், இல்லாவிட்டால் என் வழியில் செல்கிறேன்" என்றார்.

உடனே உடையாத்தேவர், "சாமி, உங்கள் யோசனையின்படி மருதுபாண்டியர் பிடிபட்டால் நீங்கள் கேட்பதை நான் தருகிறேன். இது என் உத்தரவாதம்" என்றார்.

உடனே, புரோகிதர் வைத்தி, "மருதுபாண்டியர் பிடிபடும் பட்சத்தில் நீங்கள் சிவகங்கைச் சீமையில் பாதியை எனக்குத் தரவேண்டும். அதற்குத் துரையவர்கள் உறுதியளிக்கவேண்டும். இதற்கு ஒத்துக்கொண்டால், நான் வழி சொல்கிறேன்" என்றார்.

அதிர்ந்துபோன உடையாத் தேவர், "என்ன சொல்கிறீர்கள் சாமி. என் நாட்டில் பாதியை உங்களுக்குக் கொடுக்க வேண்டுமா? அது எப்படி நியாயம்?" என்று கோபமாகக் கேட்டார். அதற்குப் புரோகிதர் வைத்தி, "மருதுபாண்டியரைப் பிடிக்கும் வரை உங்கள் உயிருக்கு உத்திரவாதம் இல்லை" என்றார். கர்னல் அக்னியூ குறுக்கிட்டு, "எங்களுக்கு மருதுபாண்டியர் பிடிபடுவதுதான் முக்கியம். இந்த ஜமீன் உங்களுக்கு எதிர்பாராமல் கிடைத்தது. அதில் பாதியை உங்கள் உயிருக்காகவும், பதவிக்காகவும் கொடுப்பதில் தவறில்லை என்றே நான் கருதுகிறேன்" என்றார். உடையாத் தேவர் மனமில்லாமலும், வேறு வழியில்லாமலும் சம்மதிக்க வேண்டியதாயிற்று.

புரோகிதர் வைத்தி பேசத்தொடங்கினார். "துரையவர்களே, இந்த மருதுபாண்டியர் எந்த அளவுக்கு வீரம் உள்ளவர்களோ, அந்தளவிற்கு பக்தியும் உள்ளவர்கள். அவர்கள் இந்தச்சீமையில் உள்ள கோயில்கள்மட்டுமல்லாமல்,மதுரை,பழனி,திருச்செந்தூர், ராமேஸ்வரம், சிதம்பரம் மற்றும் பல இடங்களில் உள்ள கோவில்களுக்கும், கிறிஸ்தவ தேவாலயங்களுக்கும், இஸ்லாமிய மசூதிகளுக்கும் ஏராளமான நிலங்களும் மானியங்களும் கொடுத்துள்ளனர். பல கோவில்களை புனரமைத்து மண்டபங்கள் கட்டி, தேர்கள் செய்து

திருவிழாக்கள் நடத்தியுள்ளனர். அவர்கள் செய்த தர்ம காரியங்களில் மிகவும் முக்கியமானதாகவும், அவர்களே, நேரில் நின்று பெரும் பிரயாசையுடன் மிகுந்த பொருள் செலவு மற்றும் உழைப்பிலும் செய்த பெரிய காரியம் காளையார்கோவில் ராஜகோபுரம் கட்டியது. அதன் உச்சியில் இருந்து பார்த்தால், மதுரை பெரிய கோபுரமே தெரியும் அளவிற்கு உயரமாகக் கட்டினர். கருமலையில் இருந்து கற்களைக் கொண்டுவந்து, மானாமதுரையில் இருந்து செங்கற்கள் கொண்டு வந்து பெரும் பிரயாசைப்பட்டு, அந்தக் கோவில் ராஜ கோபுரத்தையும் கட்டினர். அந்தக் கோவிலுக்குப் புதிதாக ஒரு தேரையும் செய்துகொடுத்துள்ளனர். அந்த ராஜகோபுரத்தை அவர்கள் வாழ்நாள் சாதனையாகக் கருதுகின்றனர். அதையே அவர்களுடைய பலவீனமாக நாம் மாற்றி, இன்னும் இரண்டு தினங்களில் மருது பாண்டியர்கள் சரணடையாவிட்டால், காளையார்கோவிலைச் சுற்றி நாம் வைத்துள்ள பீரங்கிகளால் கோவிலும், கோபுரமும் தகர்க்கப்படும் என முரசறிவித்தால் அவர்கள் காளையார்கோவிலைக் காக்கத் தங்கள் உயிரையும் கொடுக்கத் தயங்கமாட்டார்கள் என்று எனக்கு நிச்சயமாகத் தெரியும்" என்றார்.

உடையாத்தேவர், "ஆகா, அருமையான யோசனை. மருதுபாண்டியர் காளையார்கோவிலுக்காக தங்கள் உயிரையும் கொடுப்பார்கள் என்பது நிச்சயம்". நான் உடனே பறையறிவிக்க வேண்டிய ஏற்பாடுகளைச் செய்கிறேன்" என்றார். அதற்கு புரோகிதர் வைத்தி, அவரை அமர்த்தி, "அவசரப்படாதீர்கள் ஜமீன்தாரே, இப்பொழுதே நாம் பறையறிவித்தால், மருதுபாண்டியர் எப்பாடுபட்டாவது நம்மை காளையார்கோவிலை

நெருங்கவே விடமாட்டார்கள். ஆகவே, நாம் முதலில் பீரங்கிகளைக் கொண்டுசென்று கோவிலைச் சுற்றிலும் நிறுத்தி தாக்குதலுக்குத் தயாரான பிறகுதான் பறையறிவிக்கவேண்டும்" என்றார்

கர்னல் அக்னியூ, "நம் படையில் உள்ள பீரங்கிகள் அனைத்தும் சிறுவயலில்தான் உள்ளன. அவற்றை எப்படி காளையார்கோவிலுக்குக் கொண்டு செல்வது? என்றார். உடையாத்தேவர், "சிறுவயலில் இருந்து கல்லல் காட்டுவழியாகப்பத்துகாததூரம்தான்காளையார்கோவில் இருக்கும். காட்டு வழியே பாதை அமைத்துச் சென்றால் விரைவில் காளையார்கோவிலை அடைந்துவிடலாம்" என்றார். அதற்கு கர்னல் அக்னியூ, "அப்படியானால், நான் உடனே, காடுகளை வெட்டி பாதைகளை அமைக்கத் தஞ்சாவூரில் இருந்தும், புதுக்கோட்டையில் இருந்தும் ஆட்களை வரவழைக்கிறேன். நம் வீரர்கள் மற்றும் மலேய வீரர்களின் பாதுகாப்புடன் அவர்கள் காட்டில் பாதை அமைக்கலாம். நான் உடனே சென்று அதற்கான ஏற்பாடுகளைத் தொடங்குகிறேன்" என்றார்.

கர்னல் அக்னியூவிடம் விடைபெற்று, உடையாத்தேவரும், புரோகிதர் வைத்தியும் சாரட்டு வண்டியில் சிவகங்கையை நோக்கிப் புறப்பட்டனர். வழியில் உடையாத்தேவர், "என்ன சாமி, என்கிட்ட பாதி நாட்டை எனக்கு சமமாகக் கேட்கிறீர்களே? இது நியாயமா?" என்று கேட்டார். அதற்கு புரோகிதர் வைத்தி, "ஜமீன்தாரே, உங்களுக்கு மன்னராகும் ஆசை வரும்போது, அதற்குக் காரணமான எனக்கும் அந்த ஆசை வராதா? நான் உங்கள் உயிரைக் காப்பாற்ற உத்தி சொல்லியிருக்கிறேன். அதற்கான சன்மானத்தைத்தான் நான் எதிர்பார்க்கிறேன்" என்றார். உடையாத் தேவர்

அவரிடம், “சாமி, உங்களால் ஒரு நாட்டைப் பாதுகாத்து, நிர்வாகம் செய்ய முடியுமா? ஏன் இந்த விபரீத ஆசை” என்றார். அதற்குப் புரோகிதர் வைத்தி, “இவ்வளவு யோசிக்கும் நான் அதற்கும் ஒரு யோசனை செய்யாமல் இருப்பேனா? அதை நான் பார்த்துக்கொள்கிறேன் ஜமீன்தாரே” என்றார். உடையாத்தேவர் மிக வருத்தத்தோடு மௌனமாக இருந்தார்.

கர்னல் அக்னியூ உடனடியாக ஆட்களை அனுப்பி தஞ்சாவூரில் இருந்தும், புதுக்கோட்டையிலிருந்தும் காடுவெட்டுவதில் அனுபவம் வாய்ந்த ஆட்களை வரவழைக்கச் செய்தி அனுப்பிவிட்டு சிறுவயல் நோக்கிப் புறப்பட்டார்.

அதற்குள் சிறுவயலை அழித்துவிட்டு, சுற்றிலுமுள்ள சிறு கிராமங்களில் தங்கள் குடும்பங்களைத் தங்கவைத்துவிட்டு, மருதுபாண்டியரும் அவர்களது படைத் தளபதிகளும், வீரர்களும் ஆயுதங்களைத் தயார் செய்து போருக்கு ஆயத்தமாகினர். வைகைக்கரையிலும், பிரான்மலையிலும் பிடிபட்ட பீரங்கிகளையும், துப்பாக்கிகளையும் வெடிமருந்துப் பெட்டிகளையும் மருதுவின் வீரர்களுக்கு சரியாகப் பயன்படுத்தத் தெரியாததால், சுப்பிரமணியன் சேர்வை அவர்களுக்குக் குறுகிய காலத்தில் செய்முறைப் பயிற்சி கொடுத்தார். இருந்தாலும், அவர்களால் அந்த ஆயுதங்களையும், பீரங்கிகளையும் சரியாகப் பயன்படுத்தும் அளவிற்குத் தயாராகவில்லை. அவர்களுடைய குறி இலக்குகளைத் தாக்கவில்லை. அவர்களுக்கு அம்பு எய்வதிலும், வளரி வீசுவதிலும், வாள் சண்டையிலும்தான் அதிகத் திறனும் நம்பிக்கையும் இருந்தது.

கும்பினியாரின் தோல்வி

கல்லல் காடு

கர்னல் அக்னியூவின் ஆட்கள் மலேய வீரர்களின் படைகள் முன்னே கத்திகளுடன் (அவர்களது வாள்கள் வளைந்து வித்தியாசமாக இருந்தது) செல்ல, அவர்கள் பின்னே சிப்பாய்களும், கும்பினியாரும் துப்பாக்கிகளுடன் பாதுகாப்பாகச் செல்ல கல்லல் காட்டில் காடுகளை வெட்டி காளையார்கோவிலுக்குப் பாதை உருவாக்குவதில் ஈடுபட்டார்கள். முதல்நாள் அவர்கள் சுமார் 200 கஜ தூரம்தான் அடர்த்தியான காடுகளை அழித்துப் பாதை போட முடிந்தது.

இந்தத் தகவலைக் கேள்விப்பட்ட சின்னமருது, "அவர்கள் எதற்காக கல்லல் காட்டில் பாதை அமைக்கிறார்கள் என்று புரியவில்லை. இருந்தாலும், நாம் அவர்களை சிறுவயல் சென்று தாக்குவதை விட அவர்கள் போடும் பாதையிலேயே அவர்களைத் தாக்கி அழிக்கலாம். அது நமக்கும் சுலபம். பாதைகள் போட்டு அவர்களின் பீரங்கிகள் வருவதற்குள் நாம் முன்னே உள்ள வீரர்களை

அம்புகளாலும் வேல் கம்புகளாலும் வளரிகளாலும் தாக்கி அழிப்போம்" என்றார்.

அதன்படி சின்னமருதுவும், வீரர்களும் வேல் கம்புகளாலும், வளரிகளாலும் காட்டில் மறைந்திருந்து முன்னே வந்த மலேய வீரர்களைத் தாக்கினர். அவர்களில் பிழைத்தவர்கள் திரும்பி ஓடியபோது கும்பினியாரின் படைகளும், சிப்பாய்களும் துப்பாக்கிகளால் சுட்டனர். ஆனால் அவர்கள் எதிரிகளைக் காண முடியாததால் அவர்களால் யாரையும் குறிவைத்துத்தாக்க முடியவில்லை. இருப்பினும் மருதுவின் வீரர்கள் காடுகளுக்குள்ஓடி மறைந்தனர். பின்னர் சிறிது நேரம் கழித்து மறுபடியும் வந்து தாக்கினர். இவ்வாறு மருதுபாண்டியரின் படைகள் மறைந்திருந்து தாக்கியதால் மலேய வீரர்களுக்கு பலத்த சேதமும், சிப்பாய்களுக்கும் கும்பினியாருக்கும், அவர்களது குதிரைகளுக்கும் சிறிது சேதமும் ஏற்பட்டது.

மருதுபாண்டியரின் படைகளால் தாக்கப்படுவதால், கும்பினியாரின் காடுவெட்டிப் பாதை அமைக்கும் பணி மிகத் தொய்வாக நடந்தது. ஒரு நாளைக்கு சுமார் 100-லிருந்து 200-கஜம் தூரம்தான் அவர்களால் பாதை அமைக்க முடிந்தது.

காடுவெட்டும் பணியில் ஈடுபடுத்தப்பட்ட புதுக்கோட்டை ஆட்கள் தங்கள் உயிருக்கு பயந்து வேலைக்கு வர மறுத்தனர். அதனால் கும்பினியார் ஒரு சதித்திட்டம் வகுத்து, காடுகளில் உள்ள மரப்பொந்துகளில் தங்க நகைகளை கொள்ளையர்கள் மறைத்து வைத்திருப்பதாக ஒரு வதந்தியைப் பரப்பி, அதற்கு ஆதரவாக சில மரப்பொந்துகளில் நகைகளை மறைத்து வைத்தனர். மரப்பொந்துகளில் நகைகள் இருப்பதைக்

கேள்விப்பட்ட புதுக்கோட்டை மக்கள் அதை உண்மை என்று நம்பி, கூட்டம் கூட்டமாக காடுவெட்டும் பணிக்கு வந்தார்கள். அவர்களை வைத்து கும்பினியார் காடு வெட்டும் பணியைத் தொடர்ந்தார்கள்.

கும்பினியாரின் படைகளில் அதிகம்பேர் இருந்ததால் அவர்களுடைய உணவு தானிய இருப்பு விரைவில் குறைந்தது. குதிரைகளுக்கும் மாடுகளுக்கும் தீவனம் கிடைக்கவில்லை. வேறு வழியில்லாமல் கர்னல் அக்னியூ அவருடைய படைகளை அனுப்பி சுற்றிலுமுள்ள கிராமங்களுக்குச் சென்று தானியங்களையும், ஆடு, கோழிகளையும், தீவனங்களையும் கொள்ளையடித்து வரச்செய்தார்.

அதைக்கொண்டு கும்பினிப்படைகள் சுமார் 10 நாட்களாக காடு வெட்டியும் பாதித்தூரம் கூடக் கடக்க முடியவில்லை. மலேய வீரர்களின் எண்ணிக்கை கணிசமாகக் குறைந்தது. கும்பினிப் படையினர் கிராமங்களைக் கொள்ளையடிப்பதைக் கேள்விப்பட்ட சின்னமருது, நைனியப்பன் சேர்வையிடம், “நீங்கள் உங்கள் படைவீரர்களுடன் கிராமங்களில் தங்கி, கும்பினிப்படைகள் வரும்போது, அவர்களைத் தாக்கி அழிக்கவேண்டும்” என்று உத்தரவிட்டார். அதன்படி நைனியப்பன் சேர்வை படைகளுடன் சுற்றி இருந்த கிராமங்களில் தங்கியிருந்து கும்பினியாரின் வரவை எதிர் நோக்கியிருந்தார். எதிர்பார்த்தது போலவே, ஒரு சிறு கும்பினிப்படை சிப்பாய்களுடன், மாட்டு வண்டிகளுடனும் அந்த கிராமத்திற்கு வந்து துப்பாக்கி முனையில் களஞ்சியத்தை திறக்கச் சொன்னார்கள். அதற்கு அந்த கிராமத்தலைவர், “ஐயா, இந்த வருடம் மழை சரியாக

பெய்யாததால் விளைச்சல் மிகக்குறைவு. எங்களுக்கு வேண்டிய உணவு தானியங்களே கிடைக்கவில்லை. இருப்பதையும் நீங்கள் எடுத்துச் சென்றுவிட்டால் நாங்கள் பட்டினி கிடந்து சாக வேண்டியதுதான். எங்களை விட்டுவிடுங்கள்" என்றார். அதற்கு அந்த சிப்பாய் தலைவன், "இந்த தானியங்கள் இல்லை என்றால் நாங்கள் பட்டினி கிடக்கவேண்டும். எங்களுக்கு எங்கள் உயிர்தான் முக்கியம். நீங்கள் சாவதைப்பற்றி எங்களுக்கு கவலையில்லை. வேண்டுமானால் நாங்கள் அதற்கு உதவி செய்கிறோம்" என்று கூறிக்கொண்டே அந்த கிராமத் தலைவரின் கழுத்தை வெட்டுகிறான்.

இதை மறைந்திருந்து பார்த்த நைனியப்பன் சேர்வை சமிக்ஞை தர அவருடைய வீரர்கள் மறைவிடங்களில் இருந்து தாக்கத்தொடங்கினர். பல சிப்பாய்களும் கும்பினிப்படையினரும் வீழ்ந்தாலும், மீதமிருந்தோர் கண்ணில் பட்ட அப்பாவி கிராம மக்களை வெட்டியும், சுட்டும் கொன்றனர். அதைக்கண்டு பொறுக்க முடியாத நைனியப்பன் சேர்வை கோப வெறியில் தன்னை மறந்து வாளை உருவிக்கொண்டு பாய்ந்து அந்த சிப்பாய்களையும், கும்பினிப் படையினரையும் வெட்டி வீழ்த்தினார். மீதமுள்ள கும்பினிப்படை வீரர்கள் தப்பி ஓட முயற்சித்தனர். அவர்களை விரட்டி வெட்டி வீழ்த்திய நைனியப்பன் சேர்வை திரும்பும்போது, எதிர்பாராத விதமாக வெட்டுப்பட்டு தரையில் கிடந்த ஒரு கும்பினிப் படைவீரன் சிரமப்பட்டுத் தன் துப்பாக்கியை எடுத்து நைனியப்பன் சேர்வையை மார்பில் சுட்டு வீழ்த்தினான். மற்ற படைவீரர்கள் விரைந்து வந்து நைனியப்பன் சேர்வையைத் தூக்கி வந்து கிராமத்தில் வைத்து

முடிந்தவரை வைத்தியம் செய்து மருதுபாண்டியருக்குச் செய்தி அனுப்பினர்.

அங்கு விரைந்து வந்த சின்னமருது கண்ணீருடன் நைனியப்பன் சேர்வையை அணைத்துக்கொண்டு எங்களுக்கு நீங்கள் எவ்வளவு முக்கியம் என்பதை மறந்து உங்களை கும்பினியாரின் துப்பாக்கி தாக்க இடம்கொடுத்து விட்டீர்கள். இதற்கு நான் பழிவாங்காமல் விடமாட்டேன். நீங்கள் இந்தக் காயங்களில் இருந்து மீண்டு மறுபடியும் எங்களுடன் சேர்ந்து போரிட்டுக் கும்பினியாரை வீழ்த்த வேண்டும். தைரியமாக வைத்தியம் செய்து கொள்ளுங்கள்" என்றார்.

அதற்கு நைனியப்பன் சேர்வை, "இல்லை அரசே, தங்களைப் போர்க்களத்தில் விட்டுவிட்டு செல்வதை எண்ணும்போது என் மனம் தாங்கவில்லை. ஆத்திரத்தில் அறிவை இழந்து கும்பினியாரின் துப்பாக்கிக்கு இரையாகிவிட்டேன். நான் இனி பிழைக்கமாட்டேன்" என்று கூறிக்கொண்டிருக்கும் போதே அவர் உயிர் பிரிந்தது.

நைனியப்பன் சேர்வையின் உடலை அவருடைய சொந்த ஊரான சாத்தரசன் கோட்டைக்கு எடுத்துச் செல்ல ஏற்பாடு செய்துவிட்டு, சின்னமருது தன் அண்ணனிடம் விபரத்தைச் சொல்லத் திரும்பிக்கொண்டிருந்தார். கிராமத்தில் அழிக்கப்பட்ட கும்பினிப் படையிலிருந்து ஒரு சிப்பாய் மட் டும் தப்பி, குதிரையிலேறி விரைந்து சிறுவயல் வந்து கர்னல் அக்னியூவிடம் நடந்த விபரங்களைக் கூறினான். கர்னல் அக்னியூ மிகுந்த கோபம் கொண்டு உடனடியாக ஒரு படையை அழைத்துக்கொண்டு அந்த கிராமத்திற்குச் சென்று கிராமத்தையே அழிக்கவேண்டும்

என்றும் அப்படிச் செய்தால்தான் மற்றவர்களுக்கும் நம்மை எதிர்க்கும் துணிவு வராது என்றும் உத்தரவிட்டார். மேலும், மருதுபாண்டியர் அங்கு வருவதற்கு வாய்ப்பு இருக்கிறது என்றும், முடிந்தால் அவரை உயிருடனோ அல்லது பிணமாகவோ கொண்டுவரவேண்டும் என்றும் உத்தரவிட்டார்.

அந்தப்படை கிராமத்தை நோக்கி விரைந்து செல்லும் வழியில் அவர்களை சின்னமருதுவும் அவருடைய ஆட்களும் எதிர்கொண்டு மறைந்திருந்து தாக்கினர். கும்பினியார் படை அதிகமாக இருந்ததால் சின்னமருதுவின் ஆட்கள் ஆளுக்கொரு திசையில் சென்று மறைந்திருந்து அதை அனைத்து திசைகளிலிருந்தும் தாக்கினர். கும்பினிப் படையினர் பலர் கொல்லப்பட்டு பலர் காயமுற்றதால் அவர்கள் முன்னேற முடியாமல் சிறுவயலுக்குத் திரும்ப முடிவு செய்தனர். அவர்கள் துப்பாக்கிகளாலும், பீரங்கிகளாலும் எல்லாத் திசைகளிலும் தாக்கியதால் சின்னமருதுவின் குதிரை மீது குண்டுபட்டு கீழே விழுந்தது. அதனால் கீழே விழுந்து காயம்பட்ட சின்னமருது காட்டுக்குள் ஒளிந்து பின்னர் அங்கிருந்து வெளியேறினார்.

பிறகு சின்னமருது நடைப்பயணமாக பெரியமருதுவைப் பார்க்கத் திரும்பிக்கொண்டிருந்தபோது இருட்டிவிட்டது. அவர் மிகவும் களைப்புடனும் சோர்வாகவும் இருந்ததால், இரவு தங்குவதற்கு பாதுகாப்பான இடம் தேடி மெதுவாகச் சென்று கொண்டிருந்தார். அப்பொழுது எதிரே ஒரு விளக்கொளி தெரிந்தது. அருகில் சென்று பார்த்தபோது அது ஒரு சிறு குடிசை. தோட்டத்திற்கு நடுவே இருந்தது. சின்னமருது

மெதுவாகச் சென்று, “யார் உள்ளே? கொஞ்சம் வெளியே வாருங்கள்” என்று அழைத்தார். உள்ளே இருந்து ஒரு கிழவி கையில் விளக்குடன் வந்து, “யாரப்பா நீ? எங்கிருந்து வருகிறாய்? உனக்கு என்ன வேண்டும்?” என்று கேட்டார். அதற்கு சின்னமருது, “அம்மா, நான் ஒரு வழிப்போக்கன். எனக்கு மிகவும் தாகமாகவும் பசியாகவும் இருக்கிறது. குடிக்க ஏதாவது கிடைக்குமா?” என்று கேட்டார். அதற்கு அந்தக் கிழவி, “முதலில் உள்ளே வா தம்பி. மிகவும் களைப்பாகவும் சோர்வாகவும் இருக்கிறாய். நீராகாரமும், கூழும் இருக்கிறது. சுட்ட கருவாடும் இருக்கு. உட்கார்ந்து சாப்பிடு என்று கூறி ஒரு கலயத்தில் நீராகாரமும், கூழும் கொடுத்தார். சின்ன மருது தாகத்திற்கும், பசிக்கும் அந்தக் கிழவி கொடுத்ததைக் குடித்தார்.

பிறகு அந்தக் கிழவி, “தம்பி, நீ மிகவும் சோர்வாக இருப்பதால், இங்கேயே தங்கி, காலையில் எழுந்து கூழ் குடித்துவிட்டுச் செல்லலாம்” என்றார். அதற்குச் சின்னமருது, “மிகவும் நன்றி அம்மா. இங்கு உங்களுடன் வேறு யாரும் இல்லையா?” என்று கேட்டார். அதற்கு அந்தக் கிழவி, “என் மகளும், மருமகனும் என்னுடன் இருக்கிறார்கள். ஆனால், அவர்கள் இப்பொழுது வெளியூர் போயிருக்கிறார்கள். இன்னும் இரண்டு நாட்கள் ஆகும் அவர்கள் வர” என்று கூறினார். கிழவி பேசிக்கொண்டிருக்கும்போதே, களைப்பினால் கண் அயர்ந்த சின்னமருது அப்படியே தூங்கிப் போனார்.

காலையில் சின்னமருது கண்விழித்துப் பார்த்தபோது, கிழவி வெளியே வாசல் தெளித்து, சுத்தம் பண்ணிக்கொண்டிருந்தார். சின்னமருது அவரிடம் சென்று, “அம்மா, நீங்கள் செய்த உதவிக்கு மிக்க நன்றி.

நீங்கள் கொடுத்த நீராகாரமும், கூழும் தேன் போல் இருந்தது" என்றார். அந்தக் கிழவி, "தம்பி, உனக்காக காலையிலும் கூழ் காய்ச்சி வைத்திருக்கிறேன். குடித்துவிட்டுப் போகலாம். இன்னும் எவ்வளவு தூரம் செல்ல வேண்டியிருக்குமோ?" என்றார்.

சின்னமருதுவும் அவர் அன்புக்குக் கட்டுப்பட்டு அவர் கொடுத்த கூழை வாங்கிக் குடித்துவிட்டு அந்தக் குடிசையில் இருந்த ஒரு ஓலையை எடுத்து, வேலியில் இருந்த ஒரு முள் செடியில் முள்ளை எடுத்து, ஓலையில் ஏதோ எழுதினார். பிறகு தன் மோதிரத்தில் இருந்த முத்திரையை அவருடைய காயத்தில் இருந்து வந்த ரத்தத்தில் அழுத்திப் பின் அந்த ஓலையில் வைத்தார். பின்னர் அந்த ஓலையை அந்தக் கிழவியிடம் கொடுத்து, அம்மா, உங்கள் மருமகன் வந்ததும் இந்த ஓலையை அவரிடம் கொடுத்து, ராஜாங்க அதிகாரிகள் யாராவது வந்தால், அவர்களிடம் காட்டச் சொல்லுங்கள்" என்று கூறி அந்தக் கிழவியிடம் விடைபெற்றுச் சென்றார்.

இரண்டு நாள் கழித்து அந்தக் கிழவியின் மருமகன் வந்ததும், கிழவி நடந்ததைச் சொல்லி, அந்த ஓலையையும் கொடுத்தார். அந்த ஓலையை கிழவியின் மருமகன் தலையாரியிடம் எடுத்துச்சென்று காட்டியதும், தலையாரி அதிர்ந்து போனார். தலையாரி அவனிடம், "இது மருதரசரின் ராஜமுத்திரை. இந்த கிராமத்தையே உன் அத்தைக்கு தானமாக எழுதிக்கொடுத்துள்ளார். இனி இந்த கிராமம் முழுவதும் உங்களுக்கே சொந்தம்" என்று சொன்னபோதுதான் அந்தக் கிழவிக்கு தன் வீட்டிற்கு வந்து தங்கி கூழ் குடித்துச் சென்றவர் மருதரசர்தான் என்பது தெரிந்து அவர் அடைந்த ஆனந்தத்திற்கு அளவே இல்லை.

சருகணி தேவாலயம்

கல்லல் காடுகளில் பெரியமருதுவும் அவருடைய படை வீரர்களும் மறைந்திருந்து கும்பினிப் படைகளை இடைவெளி விட்டு விட்டுத் தாக்கிக்கொண்டே இருந்தனர். அவர்களுக்கு உணவிற்காக பெரியமருது சங்கரபதி காட்டுக்குள் சென்று மான்கள், காட்டெருமைகள் போன்ற பெரிய மிருகங்களை வேட்டையாடி அருகிலிருக்கும் கிராமத்தார் உதவியுடன் சமைத்து ஒரு நாளைக்கு ஒரு வேளை உணவுதான் உட்கொண்டனர். அவ்வாறு சங்கரபதிக் காட்டில் பெரியமருது வெகுதூரம் சென்ற பிறகுதான் தான் கும்பினிப் படையினரால் சூழப்பட்டிருப்பதை உணர்ந்து காடுகளுக்குள் பதுங்கி வெளியேறும்போது சருகணி தேவாலயத்தின் மணியோசை கேட்டது. பெரியமருது விரைந்து தேவாலயத்தை நோக்கிச் சென்றார். கும்பினிப் படையினரும் அவரைத் தொடர்ந்து எப்படியும் அவரைப் பிடித்துவிட வேண்டும் என்று தீவிரமாகச் சூழ்ந்துகொண்டனர்.

பெரியமருது வேறு வழியின்றி தேவாலயத்தின் உள்ளே நுழைந்தார். அங்கிருந்த பெரிய மேஜையின் முன் அமர்ந்திருந்த பாதிரியார், “யார் அது?” என்றார். உடனே பெரியமருதுவும், “சாமி, நான் பெரியமருது. கும்பினிப் படையினர் என்னைத் துரத்திவருகின்றனர்.

நான் அவர்களிடம் இருந்து தப்புவதற்காக இங்கு வந்தேன்" என்றார். உடனே பாதிரியார், "சீக்கிரம் உள்ளே வாருங்கள் அரசே. என் மேஜைக்கு அடியில் ஒளிந்து கொள்ளுங்கள். கும்பினிப் படைகள் வந்தால் நான் பேசிக் கொள்கிறேன்" என்றார். பெரியமருதுவும், மேஜைக்கு அடியில் மறைந்துகொள்ள, பாதிரியார் உடனே மேஜையின்மீது ஒரு துணியைப் போர்த்தி. மேஜை மேல் ஏறி அமர்ந்துகொண்டு உரத்த சத்தமாய் வேதாகமத்தை வாசிக்கத் தொடங்கினார்.

அப்பொழுது வேகமாக தேவாலயத்தின் உள்ளே வந்த கும்பினிப் படைத்தலைவன் பாதிரியாரிடம், "பாதிரியார் அவர்களே, பெரியமருது இந்தப் பக்கம்தான் ஓடிவந்தார். அவர் இங்கே உள்ளே வந்தாரா? நீங்கள் பார்த்தீர்களா? எந்தப் பக்கம் போனார்?" என்று பதற்றத்துடன் கேட்டார்.

பாதிரியார் உடனே, மிகவும் கோபமாகத் தன் குரலை உயர்த்தி, "உங்களுக்கு ஏதாவது அறிவு இருக்கிறதா? இது தேவாலயம். நான் வேதம் வாசித்துக் கொண்டிருக்கிறேன். நான் பெரியமருதுவை எனக்கு அடியில் வைத்திருக்கிறேன். வேண்டுமானால் வந்து பார்" என்று கோபமாகக் கத்தினார். பாதிரியாரின் வேத வாசிப்பில் குறுக்கிட்டதால் அவர் மிகவும் கோபமாக இருப்பதாக எண்ணிக்கொண்டு, கும்பினி படைத்தலைவன், "தந்தையே, தங்கள் வேத வாசிப்பிற்குக் குறுக்கீடு செய்ததற்கு மன்னிக்கவேண்டும்" என்று கூறித் தன் படையுடன் வெளியேறி பெரியமருதுவைத் தேடிச் சென்றான்.

அவர்கள் சென்ற சிறிது நேரம் கழித்து பாதிரியார், பெரியமருதுவை வெளியே வரச்சொல்லி, “தங்களைப் பற்றி மிகவும் பெருமையாக கேள்விப்பட்டிருக்கிறேன் அரசே. தங்களை இங்கு வரவைத்து என் மூலமாகத் தங்களுக்கு உதவ அருள்புரிந்த ஆண்டவருக்கு என் நன்றிகளைத் தெரிவித்துககொள்கிறேன். இனி தாங்கள் பத்திரமாக உங்கள் இருப்பிடத்திற்குச் செல்லலாம்” என்றார். பெரியமருது மிகவும் உணர்ச்சிவசப்பட்டு, பாதிரியார் முன் மண்டியிட்டு, “தந்தையே, நல்ல சமயத்தில் என்னைக் காப்பாற்றினீர்கள். தங்கள் உதவியை என்றும் மறக்கமாட்டேன். தங்களுக்கு நான் ஏதாவது செய்ய வேண்டும் என்று என் மனம் துடிக்கிறது. தயவு செய்து தங்களுக்கு வேண்டியதைக் கேளுங்கள். மனதாரச் செய்கிறேன்” என்றார். அதற்கு அந்தப் பாதிரியாரும், “அரசே, இப்பொழுது தாங்கள் இருக்கும் சூழ்நிலையில் எங்களுக்கு எதுவும் செய்ய முடியுமா? தனிப்பட்ட முறையில் எனக்கு எதுவும் தேவையில்லை. ஆனால் இவ்வளவு பெரிய தேவாலயத்தைக் கட்டி, அதை நிர்வகிக்கவும், இந்தப் பகுதி மக்களுக்கு ஊழியம் செய்யவும் போதிய வசதிகள் இல்லை. தங்களுடைய பெரிய மனதிற்கு மிக்க நன்றி. ஆண்டவர் உங்களுக்கு கருணை புரிவார்” என்றார்.

பெரியமருது உடனே, “தந்தையே, எனக்கு இன்னும் ஒரு உதவி வேண்டும்” என்றார். பாதிரியார், “என்ன வேண்டுமானாலும் கேளுங்கள் அரசே, செய்ய நான் சித்தமாயிருக்கிறேன்” என்றார். பெரியமருது, “எனக்கு ஒரு காகிதமும், எழுதுகோலும் வேண்டும்” என்றார். பாதிரியார், மேஜையில் இருந்து ஒரு காகிதத்தையும்,

எழுதுகோலையும், மைக்கூட்டையும் கொடுத்தார். அதில் பெரியமருது, "தன்னைக் காப்பாற்றிய ஆண்டவருடைய சருகணி தேவாலயத்திற்கு மானியமாக அந்தப்பகுதியில் இருந்த பதினெட்டு கிராமங்களை தான் அளிப்பதாக எழுதி, கையொப்பமிட்டு, ராஜமுத்திரையும் இட்டு, பாதிரியாரிடம் கொடுத்தார்.

பெரியமருது, "இன்று வரை நான்தான் இந்த சிவகங்கைச் சீமையை ஆளுகிறேன். நான் இருக்கும்வரை நான் எழுதிக்கொடுப்பதுதான் செல்லுபடியாகும். ஆண்டவர் மீது நம்பிக்கை வைத்து இதை நான் உங்கள் தேவாலயத்திற்குக் கொடுக்கிறேன். எனக்கு விடை கொடுங்கள் என்று கூறி, பெரியமருது வெளியேறிப் புறப்பட்டார். (பிற்காலத்தில் பிரிட்டிஷ் அரசு, மருது சகோதரர்கள் எழுதிக்கொடுத்த அனைத்து தானங்கள் மற்றும் மானியங்களையும் அங்கீகரித்தது.)

அதன்பின்னர், கோபம்கொண்ட மருதுபாண்டியர், உதயபெருமாளின் படைகளோடு காடுவெட்டும் படைகளை மிக உக்கிரமாகத் தாக்கினர். பலத்த தாக்குதலுக்குள்ளான மலேய வீரர்கள் கிட்டத்தட்ட அனைவரும் மாண்டுபோயினர். காடு வெட்டுபவர்களும் சிப்பாய்களும் முன்னே செல்ல பயந்தனர். கும்பினிப் படையினரின் பீரங்கிகள் கொண்டு சுட்டுக்கொண்டே சிறிது சிறிதாக முன்னேறினர். இருந்தாலும், அவர்களால் காளையார்கோவிலை அடைய முடியவில்லை. வேறு வழியில்லாமல் இந்தத் திட்டத்தைக் கர்னல் அக்னியூ கைவிட வேண்டியதாயிற்று. அந்த சமயத்தில் காடுவெட்டும் பணி நடந்த இடத்தில் மரத்தில் ஏறிப்பார்த்தால் தூரத்தில் காளையார்கோவில் கோபுரம்

தெரிந்தது. இருப்பினும் மேற்கொண்டு காடுவெட்டத் துணிவில்லாமல் கர்னல் அக்னியூ படைகளுடன் சிறு வயலுக்குத் திரும்பி அதன்பின் ஒக்கூருக்குத் திரும்பினார். புதுக்கோட்டை மற்றும் தஞ்சாவூர் காடுவெட்டிகளும் இதற்கு மேல் தங்களால் இருக்கமுடியாது என்று அவரவர் நாடுகளுக்குத் திரும்பினர்.

காளையார் கோயிலுக்கு ஆபத்து

ஒக்கூர்

கர்னல் அக்னியூவின் இந்தத் தோல்வியாலும் இழப்புகளாலும் சினமுற்ற மதராஸ் கவர்னர் அவரைக் கடிந்துகொண்டார். அதனால் மிகவும் கோபமுற்ற கர்னல் அக்னியூ புரோகிதர் வைத்தியின் திட்டத்தை உடனடியாகச் செயல்படுத்தத் தேவையான வழிகள் பற்றி ஆலோசிக்க உடையாத் தேவரையும் புரோகிதர் வைத்தியையும் வரவழைத்தார். இந்த முறை அவர்களோடு ஒச்சாத் தேவரும் வந்தார். கர்னல் அக்னியூ அவர்களிடம், "உங்கள் திட்டத்தைச் செயல்படுத்த வேண்டிய நேரமும் அவசியமும் வந்துவிட்டது. ஆனால் காளையார்கோவிலை பீரங்கிகள் அடைவதற்கான வழிகள் தெரியவில்லை. கல்லல் காட்டுக்குள் நுழைந்ததால் எங்களுக்கு பலத்த சேதம். எப்படி காளையார்கோவிலுக்கு பீரங்கிகளைக் கொண்டு செல்லுவது என்று நீங்கள்தான் வழி சொல்லவேண்டும்" என்றார். அதற்கு ஒச்சாத்தேவர், "அதற்கான வழியை

நான் சொல்லலாமா?" எனக்கேட்டார். கர்னல் அக்னியூ, "அதைக் கூறுவதற்கு நீங்கள்தான் சரியான ஆள். சொல்லுங்கள் உங்கள் திட்டத்தை" என்றார். ஒச்சாத்தேவர், "துரையவர்களே, பகலில் சென்றால் எப்படியும் மருதுபாண்டியரின் படைகள் உங்களைத் தாக்கித் தடுத்துவிடுவார்கள். ஆகவே, நீங்கள் சூரியன் அஸ்தமித்தவுடன் உங்கள் பீரங்கிகளுடன் புறப்பட்டு, பனங்குடி வழியாக நாட்டரசன்கோட்டை வந்து, அங்கிருந்து கொல்லங்குடி வழியாகச் சென்றால் காளையார்கோவிலை விடிவதற்குள் அடைந்துவிடலாம். வழியில் அதிக கிராமங்கள் இல்லாததால் யாருக்கும் தெரியாது. தாங்கள் உத்தரவிட்டால் நானே வந்து வழிகாட்டுகிறேன்" என்றார்.

உடனே கர்னல் அக்னியூ மகிழ்ச்சி அடைந்து, "நீங்கள் மருதுபாண்டியரின் படைத்தளபதியாக இருந்ததால் உங்களுக்கு இந்தப் பாதைகள் தெரிந்திருக்கிறது. நீங்கள் கூறியதுபோல் நீங்களே வழிநடத்தி என் பீரங்கிப்படைகளை ஒரே இரவில் காளையார்கோவிலுக்குச் சென்று சேர்ந்து கோயிலைச் சுற்றி நிறுத்தி வையுங்கள். இதற்கு உங்களுக்குத் தக்க சன்மானம் கொடுக்கப்படும்" என்றார். அதற்கு ஒச்சாத்தேவர், "துரையவர்களே, சன்மானத்திற்காக நான் இதைச் செய்யவில்லை. என் மருமகனை ராஜாவாகவும், என் மகளை இராணியாகவும் நீங்கள் ஆக்கியதால் நன்றிக்கடனுக்காகச் செய்கிறேன். மேலும், மருதரசர்கள் இருக்கும்வரை என் மருமகன் ராஜாவாகச் செயல்படமுடியாது என்பது எனக்குத்தெரியும்" என்றார்.

காளையார்கோவில்

அவர்கள் திட்டத்தின்படி மறுநாள் மாலை ஒச்சாத்தேவர் வழிநடத்த கும்பினியாரின் குதிரைப்படை பின்செல்ல, பின்னால் குதிரைகள் பூட்டி இழுக்கப்பட்ட பீரங்கிகள் அணிவகுத்துச் செல்ல, இருபுறமும் சிப்பாய்கள் நடந்து செல்ல, பின்னே மாட்டுவண்டிகளில் வெடிமருந்துப் பொருட்களும், ராணுவத் தளவாடங்களும் ஏற்றப்பட்டு செல்ல, அதன்பின்னே கும்பினியாரின் குதிரைப்படைகளுடன், இருட்டும் சமயத்தில் புறப்பட்டனர். இரவோடு இரவாக ஒச்சாத்தேவர் காட்டிய குறுக்கு வழியில் சென்று விடியும்போது காளையார்கோவிலை அடைந்தனர்.

அங்கு சென்ற மேஜர் ஷெப்பர்ட் பெரிய பீரங்கிகளை காளையார்கோவில் ராஜகோபுரத்தின் முன்பு நிறுத்தி, மற்ற பீரங்கிகளைக் கோவிலைச் சுற்றி நிறுத்த உத்தரவிட்டார். விடிந்ததும் பீரங்கிகளைக் கண்ட மக்கள் பதறி ஓடினர். காளையார்கோவில் தேருக்கு முன்பும் ஒரு பீரங்கி நிறுத்தப்பட்டது. அனைத்து பீரங்கிகளிலும் வெடிமருந்துகள் நிரப்பப்பட்டு குண்டுகள் வைக்கப்பட்டன.

அதேசமயம் ஜமீன்தார் உடையாத்தேவர் உத்தரவின்படி சிவகங்கைச் சீமையின் அனைத்து ஊர்களிலும், கிராமங்களிலும் பறையறிவிக்க ஏற்பாடு செய்யப்பட்டது. காளையார்கோவில் முன்பு பறை அறிவிப்பவர், "சிவகங்கை ஜமீன்தார் பெரிய உடையாத்தேவர் உத்தரவின்படி மருதுபாண்டியரும், அவருடன் இருப்பவர்களும் ஊமைத்துரைக்கு அடைக்கலம் கொடுத்து கும்பினியாரின் விரோதத்திற்கு ஆளானபடியினாலும், சிவகங்கைச் சீமையை தேவையற்ற போருக்கு ஆளாக்கியபடியாலும் அவர்களை ராஜாங்கக் குற்றவாளிகளாக அறிவிக்கப்படுகிறது. அவர்கள் இன்னும் இரண்டு தினங்களில் கும்பினியாரிடம் சரணடையாவிட்டால், அவர்களால் கட்டப்பட்ட காளையார்கோவில் ராஜகோபுரம் இடித்துத் தரைமட்டமாக்கப்படும் மற்றும் கோயிலும் இடிக்கப்படும் என்று இதன் மூலம் அறிவிக்கப்படுகிறது" என்று பலத்த குரலில் அறிவித்தார்.

அதைக் கேட்ட பொதுமக்கள் வெகுண்டெழுந்தனர். "இது என்ன அநியாயம்? முடிந்தால் போரில் வென்று பிடிக்கவேண்டியதுதானே? அது முடியாத பேடிகள் கோவிலை ஏன் இடிக்கவேண்டும்? கும்பினியாருக்கு இந்தக் கோயில் முக்கியமில்லை. ஆனால், இந்த ஜமீன்தாருக்கு புத்தி எங்கு போனது?. இந்தப் பாவச்செயலுக்கு அவர் நிச்சயம் அனுபவிப்பார்" என்று பேசினர். எதிர்த்துக் கேள்வி கேட்க முயன்ற சிலரை சிப்பாய்கள் தாக்கி விரட்டினர்.

அப்போது கோயிலுக்குப் பூசை செய்ய வந்த குருக்கள் மட்டும் அமைதியாக கோவிலுக்குள் சென்றார். உடன்

சென்ற பக்தர்கள், "என்ன சாமி? இந்த ஜமீன்தார் இப்படி அறிவித்திருக்கிறார்? நம் கோவிலை கும்பினியார் இடிக்கப் போகிறார்களாமே? நீங்கள் மட்டும் சலனமில்லாமல் பூசை செய்யப் போகிறீர்களே?" என்று கேட்டனர். அதற்கு அந்த குருக்கள், "இந்தக் கோவிலை யாராலும் எப்போதும் இடிக்க முடியாது. அதற்கு மருதரசர்கள் இடம் கொடுக்கமாட்டார்கள். நீங்களும் என்னுடன் வந்து காளீஸ்வரரிடம் முறையிடுங்கள்" என்று கூறினார். அதற்கு அந்த பக்தர்கள் "எங்களுக்குக் கோவிலும் வேண்டும், மருதுபாண்டியரும் வேண்டும். அதற்குக் காளீஸ்வரர்தான் அருள்புரிய வேண்டும்" என்றார்கள்.

கல்லல் காட்டில் தளம் அமைத்து போர்த்திட்டங்களைப் பற்றி ஆலோசித்துக் கொண்டிருந்த மருதுபாண்டியருக்கு பறையறிவிக்கப்பட்ட செய்தி கிடைத்தது. அதைக் கேள்விப்பட்டதும், மிகவும் அதிர்ச்சியடைந்த பெரியமருது, "இது என்ன கோழைத்தனம். இவ்வளவு பெரிய படைகளை வைத்துக்கொண்டு, போரிட்டுப் பிடிக்க முடியாதவர்கள் நம்முடைய இறைபக்தியையும், தர்மசிந்தனையையும் நமது பலவீனமாகப் பயன்படுத்தத் துணிந்துவிட்டனர். இந்த உடையாத் தேவருக்கு ஏன் புத்தி இப்படிப் போகிறது. காளையார்கோவில் அவருக்கும் கோவில் தானே? இது இறைவனுக்கே அடுக்காது" என்றார்.

உதயபெருமாள், "அரசே, நாம் அவர்கள் மிரட்டலுக்கெல்லாம் இடம் கொடுக்கக்கூடாது. அனுமதி கொடுங்கள். நாங்கள் மாறுவேடத்தில் காளையார்கோவில் சென்று கும்பினிப்படைகளை

தூள்தூளாக்கி, பீரங்கிகளையும் செயலிழக்கச் செய்துவிடுகிறோம்" என்றார்.

அதற்கு மந்திரி தாண்டவராயன்பிள்ளை, "நாம் சிந்தித்து செயல்படவேண்டிய நேரமிது. கோபத்திற்கு இடம் கொடுத்தால், சிந்தனை கெட்டுவிடும். அவர்கள் எண்ணற்ற பீரங்கிகளை தயார் நிலையில் வைத்திருக்கிறார்கள். கும்பினியாரின் படைகளும் பாதுகாப்பிற்கு அரணாக நிற்கின்றனர். நாம் தாக்கத் தொடங்கிய மறுகணமே அவர்கள் பீரங்கிகளை இயக்கினால், நமது கோயில் இடிந்துவிடும். பிறகு நாம் வென்றாலும், பயனில்லை" என்றார்.

பெரியமருதுவும், "நீங்கள் சொல்வதுதான் சரி. நாம் சென்று தாக்குவது சரியான யோசனை அல்ல. ஆபத்தில் முடியலாம். அதற்கு நாம் தயாரில்லை. காளையார்கோவிலும், ராஜகோபுரமும் ஆயிரம் ஆயிரம் ஆண்டுகள் நின்று நம் மக்களுக்கு அருள்புரிய வேண்டும். நாம் இந்தப் போரில் வெற்றி பெற்று உயிருடன் இருந்தால்கூட இன்னும் ஐந்து அல்லது பத்து வருடம்தான் வாழப்போகிறோம். அதற்காக நாம் காளையார்கோவிலை இழக்கமுடியாது. ஆகவே, நாம் சரணடைந்து விடுவதுதான் காளையார்கோவிலைக் காப்பாற்ற ஒரே வழி என்று நினைக்கிறேன். உங்கள் கருத்துக்களையும் தெரிந்துதான் முடிவெடுக்க முடியும்" என்றார்.

மந்திரி தாண்டவராயன்பிள்ளை, "எனக்கும் அதுதான் ஒரே வழி என்று தோன்றுகிறது. நாம் சரணடைந்தால் நம்மை நிச்சயம் தூக்கிலிடுவார்கள். ஊமைத்துரையையும்

பிடித்துவிடுவார்கள். இது நமக்கு ஒரு வகையில் தோல்விதான்" என்றார்.

உடனே பெரியமருது, கம்பீரமாக "ஆனால் அவர்கள் போரிட்டு நம்மை வெல்லவில்லை. சூழ்ச்சியால் நமது பக்தியை பகடையாகப் பயன்படுத்தி சிறைப்பிடிக்கப் பார்க்கிறார்கள். உண்மையில் இது அவர்களுக்கு அவமானமான தோல்விதான். ஊமைத்துரை என்றதும் நாம் அவருக்குக் கொடுத்த வாக்கு நினைவுக்கு வருகிறது. என்ன நடந்தாலும் அவர்கள் ஊமைத்துரையை சிவகங்கைச் சீமையில் பிடிக்கக்கூடாது" என்றார். சின்னமருது, "அண்ணா, நாம் சரணடைந்ததும், கும்பினியார் பிரான்மலையை முற்றுகையிட்டு, எப்படியும் ஊமைத்துரையைப் பிடித்துவிடுவார்கள். நாம் அவரை எப்படிக் காப்பாற்ற முடியும்?" என்றார்.

அதற்குப் பெரியமருது, "தம்பி, அதற்கு ஒரு வழிதான் இருக்கிறது. நீ உடனடியாகப் புறப்பட்டு பிரான்மலை சென்று ஊமைத்துரையை அழைத்துக்கொண்டு சிவகங்கைச் சீமைக்கு வெளியே எங்கு பாதுகாப்பாக இருக்கும் என்று கருதுகிறாயோ, அங்கு சென்றுவிடு. நீங்கள் எங்கு செல்கிறீர்கள் என்று நான் உள்பட யாருக்கும் கூறாதே. பிற்காலத்தில் சூழ்நிலைகள் மாறினால் திரும்ப உதவியுடன் வந்து சிவகங்கையைக் கைப்பற்று. உன்னால் முடிந்ததைச் செய்" என்றார்.

அதற்கு சின்னமருது அதிர்ச்சியடைந்து, "என்ன அண்ணா கூறுகிறீர்கள்? உங்களையெல்லாம் சரணடையவிட்டுவிட்டு நான் மட்டும் தப்பி ஓடினால் என்னைக் கோழை என்று கருதிவிட மாட்டார்களா?" என்றார்.

பெரியமருது, "அப்படி இல்லை தம்பி, நட்புக்காக, நாம் கொடுத்த வாக்கைக் காப்பாற்ற நீ ஊமைத்துரையை கூட்டிக்கொண்டு வேறு நாட்டிற்குச் சென்றுவிட வேண்டும். பிறகு இருவரும் சேர்ந்து உதவிபெற்று மறுபடியும் சிவகங்கைச் சீமையை மீட்க ஒரு சந்தர்ப்பம் கிடைக்கும். ஆகவே, நான் கூறியபடி செய். இது என் உத்தரவு" என்றார்.

சின்னமருது மிகுந்த வருத்தத்துடன் வேறு வழியின்றி அண்ணனின் சொற்படி அங்கிருந்து புறப்பட்டு பிரான்மலை அடைந்தார்.

கொடுத்த வாக்கைக் காப்பாற்ற

பிரான்மலை

சின்னமருது வருவதைக் கண்ட மலைச்சேர்வார் கீழே இறங்கிவந்து, அவரை அழைத்துக்கொண்டு மேலே சென்றார். சின்னமருது அங்கிருந்த ஊமைத்துரையை கட்டித் தழுவிக்கொண்டார். பிறகு அவர்களிடம் நடந்தவற்றை விவரமாக எடுத்துச்சொன்னார். மலைச்சேர்வார், "அரசே, நீங்களும் ஊமைத்துரையுடன் இங்கேயே தங்கிவிடுங்கள். யார் மலைமீது ஏறி உங்களைப் பிடிக்கிறார்கள் என்று பார்த்துவிடுகிறேன். காளையார் கோவிலைப் பொறுத்தவரையில், தங்கள் அண்ணன் எடுத்த முடிவு சரியானதுதான். வேறு வழியில்லை. ஊமைத்துரையைக் காக்க வேண்டிய பொறுப்பை என்னிடம் கொடுத்திருக்கிறீர்கள். அதை நான் பார்த்துக் கொள்கிறேன். கும்பினியார் முற்றுகையிட்டாலும், அவர்களால் இங்கு ஒன்றும் செய்ய முடியாது" என்றார். அதற்கு சின்னமருது, "நான் என் அண்ணனுடைய உத்தரவை மீற முடியாது. அவருடைய உத்தரவுப்படி நான் ஊமைத்துரையை அழைத்துக்கொண்டு வெளி

தேசத்திற்குச் சென்று பிறகு, உதவிபெற்றுத் திரும்ப வரவேண்டும் என்பது அவரது உத்தரவு" என்றார்.

அதற்கு மலைச்சேர்வார், "தாங்கள் கூறியது சரிதான். பெரிய மருதரசரின் உத்தரவை மீறக்கூடாது. ஆனால் வெளியில் உங்களுக்கு உதவிசெய்யும் அளவிற்கு எந்த தேசமும் இல்லை. ஆகவே, எங்கு செல்வதாக உத்தேசம்?" என்றார்.

அதற்கு சின்னமருது, "நான் எங்கு செல்கிறேன் என்பதை யாருக்கும் தெரியப்படுத்தக்கூடாது என்பதும் உத்தரவு" என்றார்.

மலைச்சேர்வை, "அப்படியானால், நீங்கள் புறப்படுங்கள். பிரயாணத்திற்குத் தேவையான பொருட்களையெல்லாம் மூட்டையாகக் கட்டி குதிரைகள் மேல் வைக்கச் சொல்கிறேன்" என்றார். சிறிது நேரத்தில் சின்னமருதுவும், ஊமைத்துரையும் மலைச்சேர்வாரிடம் விடைபெற்று குதிரைகளில் புறப்பட்டனர்.

பெரிய மருதுவின் இறுதிக்கட்டம்

ஒக்கூர்

அதே நேரத்தில் பெரியமருது, கும்பினியாருக்குத் தாம் தன் வீரர்களுடன் சரணடையத் தயாராக இருப்பதாகவும், நாளை மாலை ஒக்கூரில் சரணடையவதாகவும், காளையார்கோவிலை ஒன்றும் செய்யவேண்டாம் என்றும் செய்தி அனுப்பினார்.

அந்தச் செய்தி கிடைத்த கர்னல் அக்னியூ, "கத்தியின்றி, ரத்தமின்றி மருதுபாண்டியரைப் பிடிக்க வழி சொன்ன புரோகிதர் வைத்திக்கு நன்றி தெரிவித்து அவரையும், உடையாத்தேவரையும், ஒச்சாத்தேவரையும் வரச்சொல்லுங்கள்" என்று உத்தரவிட்டார்.

மறுநாள் காலை கர்னல் அக்னியூ, மற்ற ராணுவ அதிகாரிகளுடன் ஆலோசனை செய்து கொண்டிருக்கும்போது, உடையாத்தேவர், ஒச்சாத்தேவர் மற்றும் புரோகிதர் வைத்தி ஆகியோர் வருகையை காவல் சிப்பாய் அறிவித்தான்.

உள்ளே நுழைந்த உடையாத் தேவரைப்பார்த்து, "வாருங்கள் ஜமீன்தாரே, உங்கள் ஆலோசகர் வைத்திக்கு வாழ்த்துகளும், நன்றியும். தங்கள் திட்டம் பலித்துவிட்டது. மருதுபாண்டியர் இன்று மாலை சரணடைவதாகச் செய்தி அனுப்பியிருக்கிறார்கள்" என்றார் கர்னல் அக்னியூ.

அதற்கு உடையாத்தேவர், "நாம் எதற்கும் எச்சரிக்கையாக இருக்கவேண்டும். அவர்கள் சரணடைவதுபோல் வந்து, ஒக்கூரையும், சிவகங்கையையும் கைப்பற்றக்கூடும். அவர்களால் எதுவும் செய்ய முடியும்" என்றார்.

அருகில் இருந்த ஒச்சாத்தேவர், "எனக்கு அவர்களுடைய பலத்தையும், திறமையையும் பற்றி நன்றாகத் தெரியும். அவர்கள் நினைத்தால் 500 வீரர்களுடன் சரணடைவதுபோல் வந்து நம்மைத் தாக்கி அழிக்க முடியும்" என்றார்.

அதற்கு கர்னல் அக்னியூ, "அவர்கள் அப்படி ஏதும் செய்ய முயற்சித்தால், காளையார்கோவில் கோபுரம் மறுநொடியில் தரைமட்டமாகிவிடும் என்பது அவர்களுக்குத் தெரியும்" என்றார்.

புரோகிதர் வைத்தி, "அதற்கும் நான் ஒரு வழி சொல்லுகிறேன். அவர்கள் காளையார்கோவில் விஷயத்தில் எந்த ஒரு பிரச்சினைக்கும் இடம் கொடுக்கமாட்டார்கள். இருந்தாலும் ஒரு பாதுகாப்பிற்கு அவர்கள் சரணடைய வரும்போது, நம் வீரர்கள் துப்பாக்கிகளுடன் மறைந்து நின்று அவர்களைக் கால்களில் சுட்டு முக்கியமாக மருதுபாண்டியரைச் சுட்டு அவர்கள் வீழ்ந்தபின் அவர்களைச் சங்கிலிகளால்

பிணைத்துச் சிறையில் அடைத்துவிட்டால் நமக்கு எந்த பயமும் இல்லை" என்றார்.

உடனே ஒச்சாத்தேவர், "அது முறையல்ல. சரணடைய வருபவர்களைத் தாக்கக் கூடாது" என்றார். உடனே, கர்னல் அக்னியூ, "கோவிலை இடிப்பது மட்டும் முறையோ? போரில் எதுவும் முறைதான். புரோகிதர் சொல்லுவது போல் அவர்கள் சரணடைய நெருங்கியதும் அவர்கள் கால்களில் சுட்டு, பிறகு சங்கிலிகளால் பிணைத்துச் சிறையில் அடைக்கும்படி நம் வீரர்களுக்க உத்தரவிடுங்கள் கர்னல் இன்ஸ்" என்று தன்னுடைய சக அதிகாரியான கர்னல் இன்ஸிடம் தெரிவித்தார். கர்னல் இன்ஸ் உடனே, வெளியில் சென்று தன் படைகளுக்கு அவ்வாறே உத்தரவிட்டார்.

அன்று மாலை இருள் சூழ்கின்ற நேரம். கும்பினிப் படையினர் அனைவரும் திகிலோடு எதிர்பா;த்துக் காத்திருக்கும்போது தூரத்தில் பெரியமருது முன்னே வர, மந்திரி தாண்டவராயன் பிள்ளை, சுப்பிரமணியன் சேர்வை, உதயபெருமாள் மற்றும் சுமார் 500 படைவீரர்கள் நிராயுதபாணிகளாக ஒக்கூரை நோக்கி வந்துகொண்டிருந்தனர். கும்பினியார் படைத்தளத்திற்குள் நுழைந்தவுடன் கூடாரங்களுக்குள் இருந்து கும்பினிப்படையினர் துப்பாக்கிளால் பெரியமருதுவைக் காலில் சுட்டனர். அவர் கீழே விழுந்த பிறகு மற்ற அனைவரையும் நோக்கி சரமாரியாகக் காலில் சுட்டனர். ரத்தவெள்ளத்தில் கிடந்தவர்களை கும்பினிப் படையினர் சங்கிலிகள் கொண்டு கைகளையும், நடக்கக்கூடியவர்களின் கால்களையும் பிணைத்தனர். பிறகு அவர்களை மாட்டுவண்டிகளில்

ஏற்றி திருப்பத்தூர் கொண்டு சென்று சிறையில் அடைத்தனர். காளையார்கோவிலைச் சுற்றி இருந்த பீரங்கிகள் அகற்றப்பட்டன.

கர்னல் அக்னியூ, இதைப் போரின் வெற்றியாகவும், பெரியமருதுவும், தளபதிகளும் கைது செய்யப்பட்டு சிறையில் அடைக்கப்பட்டிருப்பதாகவும், அவர்களுடைய தண்டனை பற்றி உத்தரவு கொடுக்கவேண்டும் என்றும் மதராஸ் கவர்னருக்குச் செய்தியனுப்பினார்.

பின்னர் அவர் திருப்பத்தூர் சிறைக்குச் சென்ற பிறகுதான் தெரிந்தது சின்னமருது கைது செய்யப்படவில்லை என்று. அவர் எங்கே சென்று கேட்டதற்கு வீரர்கள் அவரும் உடன் வந்ததாகவும், கும்பினியாரால் சுடப்பட்டு படுகாயமுற்றதாகவும் பிறகு என்ன ஆனார் என்று தெரியவில்லை என்றும் கூறினர். கர்னல் அக்னியூவும், “சரி, எப்படியாவது மருதுபாண்டியர் அழிந்தால் சரி என்றார். அவரையும் இந்தக் கூட்டத்தோடு தூக்கிலிட்டதாக எழுதிவிடுங்கள்” என்று கூறிவிட்டு ஒக்கூர் திரும்பினர்.

மறுநாள் கர்னல் அக்னியூவை சந்திக்க வந்த உடையாத்தேவரும், புரோகிதர் வைத்தியும், “சின்னமருது கிடைக்கவில்லையாமே, எங்களுக்குத் தகவல் வந்தது. மருதுபாண்டியர் குடும்பத்தில் ஒருவர் இருந்தால் கூட ஆலமரமாகப் பெருகி மீண்டும் நம்மைத்தாக்கி சிவகங்கையைக் கைப்பற்ற முயற்சிப்பார்கள். நீங்கள் மருதுபாண்டியர் குடும்பத்தார் வாரிசுகள் அனைவரையும் கைதுசெய்து தூக்கிலிடவேண்டும். அப்போதுதான் நான் நிம்மதியாக ஆட்சி செய்ய முடியும்” என்று உடையாத்தேவர் சொன்னார்.

உடனே லெப்டினென்ட் ஜேம்ஸ் வெல்ஷ் குறுக்கிட்டு, "இது முற்றிலும் நியாயமற்றது. சட்ட விரோதமானது. அவர்கள் எந்தக் குற்றமும் புரியாதவரை அவர்களை எப்படித் தண்டிக்க முடியும்?" என்றார்.

உடனே கர்னல் அக்னியூ, "நீ வாயை மூடு லெப்டினென்ட். எனக்கு என்ன செய்யவேண்டும் என்று தெரியும். நீ எனக்கு சட்டம் சொல்லித்தரத் தேவையில்லை. அவர்களும் மருதுபாண்டியருடன் சதியாலோசனை செய்து ஆங்கிலேய அரசாங்கத்திற்கு எதிராகப் போர்ப் பிரகடனம் செய்தார்கள் என்று கவர்னருக்கு செய்தி அனுப்பி, அவர்களிடம் அனைவரையும் தூக்கிலிட உத்தரவு வாங்குவேன். ஜமீன்தாரின் பயம் நியாயமாகத்தான் தெரிகிறது. ஏற்கெனவே, அவர்கள் எட்டு வருடங்கள் வெளியில் தங்கியதை மறந்துவிட்டாயா வெல்ஷ்? மருதுபாண்டியரின் குடும்பத்தினர் அனைவரையும் உடனே கைது செய்து சிறையில் அடையுங்கள். ஒச்சாத்தேவர் தமது வீரர்களுடன் சென்று அவர்களை அடையாளம் கண்டு கைதுசெய்து திருப்பத்தூர் சிறைக்குக் கொண்டுசெல்ல உத்தரவிடுகிறேன். கவர்னரிடம் இருந்து உத்தரவு வந்ததும், அவர்கள் அனைவரையும் தூக்கிலிடுவோம்" என்றார். அதைக் கேட்டு மகிழ்ச்சியடைந்த உடையாத் தேவர், புரோகிதர் வைத்தியுடனும், ஒச்சாத்தேவருடனும் விடைபெற்றுப் புறப்பட்டார்.

மறுநாள் கும்பினிப் படையின் சிப்பாய்களுடன் ஒச்சாத் தேவரும் அவருடைய ஆட்களும் சிறுவயலைச் சுற்றியுள்ள கிராமங்களில் தேடி மருதுபாண்டியரின் குடும்பத்தினர், பிள்ளைகள், பேரப்பிள்ளைகள் உட்பட அனைவரையும்

அடையாளங்கண்டு கைது செய்து திருப்பத்தூர் கொண்டு சென்றனர். சின்னமருதுவின் மகன் துரைசாமி மட்டும் தன் தோழர்களுடன் காட்டுக்குள் விளையாடச் சென்றிருந்ததால் கைது செய்யப்படவில்லை.

திருப்பத்தூர் – 1801

சில நாட்களிலேயே, மதராஸ் கவர்னரிடமிருந்து மருதுபாண்டியர்களையும், அவருடன் சதித்திட்டத்தில் ஈடுபட்ட அனைவரையும் தூக்கிலிட உத்தரவு வந்தது. அதற்காகக் குறிப்பிட்ட நாளில் அதிகாலையில் பெரிய மருதுவும் மற்ற கைதிகளும், மருதுபாண்டியரின் குடும்பத்தாரும் வரிசையாக நடப்பட்ட தூக்குமரங்களின் மேடைகளுக்கு அழைத்துவரப்பட்டனர். கவர்னரின் உத்தரவில், ஏற்கெனவே பெரியமருதுவுடன் இருந்த நட்பின் அடிப்படையில் அவருடைய கடைசி விருப்பங்களை அறிந்து சட்டத்திற்குட்பட்டு நிறைவேற்றித் தருமாறு உத்தரவிடப்பட்டிருந்தது.

ஆகவே, பெரியமருது நின்றிருந்த இடத்திற்கு கர்னல் இன்ஸ் வந்தார். அவர்கள் தூக்கிலிடப்போவதையறிந்த மக்கள் திருப்பத்தூருக்கு கூட்டம் கூட்டமாக வந்து குவிந்தனர்.

கர்னல் இன்ஸ் பெரியமருதுவிடம், "நீங்கள் ஆங்கிலேய அரசாங்கத்திற்கு எதிராக சதித்திட்டம் தீட்டி, போர்ப்பிரகடனம் செய்து, புரட்சி செய்த குற்றத்திற்காக உங்களை சாகும்வரை தூக்கில் இடும்படி மதராஸ் கவர்னர் உத்தரவிட்டிருக்கிறார். மேலும், உங்களின் இறுதி

விருப்பத்தினைத் தெரிந்துகொண்டு சாத்தியமானால் நிறைவேற்றித் தரும்படியாகவும் உத்தரவிட்டிருக்கிறார். நீங்கள் என்ன சொல்லிக் கொள்ள விரும்புகிறீர்கள்? என்று கேட்டார்.

அதற்குப் பெரியமருது, "துரையவர்களே, நாங்கள் ஆங்கிலேயர் அரசாங்கத்திற்கு எதிராக ஆயுதமேந்தி புரட்சி செய்தது உண்மைதான். அதற்காக உங்கள் சட்டப்படி நீங்கள் கொடுக்கும் தண்டனையை ஏற்றுக் கொள்கிறேன். ஆனால், எங்கள் குடும்பத்தாரும், பிள்ளைகளும் என்ன குற்றம் செய்தார்கள்? அவர்களால் ஆயுதங்களைக்கூடத் தூக்க முடியாதே. அவர்களையும் ஏன் தூக்கிலிடவேண்டும்? இது என்ன நியாயம்?" என்று கோபமாகக் கேட்டார். அதற்குக் கர்னல் இன்ஸ் "இது கவர்னர் எடுத்தமுடிவு. அதை மாற்றவோ, கேள்வி கேட்கவோ எங்களுக்கு அதிகாரமில்லை. கவர்னரின் உத்தரவை நிறைவேற்றுவது மட்டும்தான் எங்களுக்கு இடப்பட்ட வேலை" என்றார்.

பெரியமருது மக்களை நோக்கி, "என் அருமை மக்களே, இந்தக் கும்பினியார் நம்மை போரில் சண்டையிட்டு வெல்லவில்லை. அதற்குத் திராணியில்லாமல் நம் பக்தியையும் காளையார்கோவில் மீது நாம் வைத்துள்ள அளவு கடந்த ஈடுபாட்டையும் சூழ்ச்சியாகப் பயன்படுத்தி சரணடைய வைத்தனர். நிராயுதபாணிகளான எங்களைத் துப்பாக்கிகளால் சுட்டு ஊனப்படுத்தினர். இப்படிப்பட்ட நியாயம் தர்மம் இல்லாதவர்களுடன் நட்பாக இருந்ததற்கு நான் வெட்கப்படுகிறேன். எனது நாட்டுக்காக என் மக்களுக்காக போராடியதைச் சூழ்ச்சி என்றும் தேசத்துரோகம் என்றும், எங்கிருந்தோ

வந்தவர்கள் தீர்ப்பு கொடுக்கிறார்கள். அதற்கு நம்முடைய மக்களும் ஆதரவு தருகிறார்கள். என்னுடைய உயிர் பல வருடங்களுக்கு முன்பே காளையார்கோவில் தேரின் வெள்ளோட்டத்தின்போது போயிருக்கவேண்டியது. காளீஸ்வரர்தான் குப்புமுத்து ஆசாரியின் வடிவில் வந்து, அவர் உயிரைக் கொடுத்து என் உயிரைக் காத்தார். இந்த உயிர் காளீஸ்வரர் கொடுத்த பிச்சை. அந்த உயிரை அவர் கோவிலைக் காப்பதற்காகக் கொடுப்பதைப் பெரும் பாக்கியமாக நான் கருதுகிறேன். மேலும், என் உயிரினும் மேலான காளையார் கோயிலைக் காப்பாற்ற என் உயிரைக் கொடுப்பதற்காகவும், என் நண்பன் ஊமைத்துரைக்கு நான் கொடுத்த வாக்கைக் காப்பாற்றிய திருப்தியுடனும், சந்தோஷமாக இந்தத் தண்டனையை ஏற்றுக்கொள்கிறேன். என்னுடைய இறுதி விருப்பத்தை சாத்தியமானால் நிறைவேற்றுவதாகக் கூறினார்கள். இந்த ஆங்கிலேயரிடம் நான் இறுதியாக கேட்க விரும்புவது இரண்டு கோரிக்கைகள்தான். முதலாவதாக நாங்கள் இந்த நாட்டு மக்களுக்கும், திருக்கோவில்களுக்கும், கிறித்துவ தேவாலயங்களுக்கும், இஸ்லாமிய மசூதிகளுக்கும், அன்னதான சத்திரங்களுக்கும் அளித்த மானியங்கள், தானதர்மங்கள் நிலையானதாக அங்கீகரிக்கப்படவேண்டும்.

இரண்டாவதாக, நான் காளையார்கோவிலை என் உயிருக்கும் மேலாகக் கருதுவதால் என் சிரசை ராஜகோபுரத்திற்கு நேராக சுவாமியை வணங்கும்படி புதைத்து சமாதி அமைக்க வேண்டும். நான் எப்போதும் காளீஸ்வரரை வணங்கிக்கொண்டே இருக்க வேண்டும் என்பதுதான் என் இறுதி விருப்பம். சாத்தியமானால்

கும்பினியார் இந்த இரண்டு விருப்பத்தையும் நிறைவேற்றித் தரட்டும்" என்றார்.

அதற்கு கர்னல் இன்ஸ், "உங்கள் கோரிக்கைகள் இரண்டும் சாத்தியமானதுதான். நாங்கள் அதற்கான ஏற்பாடுகளைச் செய்து நிறைவேற்றுவோம்" என்றார். சிறிது நேரத்தில் பெரியமருதுவும் குடும்பத்தாரும் மற்றும் சுமார் 500 படை வீரர்களும் அங்கிருந்த தூக்கு மரங்களில் தூக்கில் இடப்பட்டார்கள்.

வெற்றிக் கொண்டாட்டமும் கால் நாடும்

சிவகங்கை

சிவகங்கை அரண்மனையில் வெற்றி விழாக் கொண்டாட்டம் நடைபெற்றது. சிறப்பு விருந்தினர்களாக கர்னல் அக்னியூ, கர்னல் இன்ஸ், கர்னல் மெக்காலே, மேஜர் ஷெப்பர்ட், லெப்டினென்ட் வெல்ஷ் மற்றும் கும்பினியின் உயர் அதிகாரிகள் ஆகியோர் வந்திருந்தனர். அவர்களை ஜமீன்தார் பெரிய உடையாத் தேவர், ஒச்சாத் தேவர், புரோகிதர் வைத்தி மற்றும் ஜமீன்தாரின் உறவினர்கள் வரவேற்றனர். விருந்தில் மதுவும் அனைத்து வகையான உணவுப் பண்டங்களும் பரிமாறப்பட்டன.

விருந்து முடிந்தவுடன் ஜமீன்தார் உடையாத்தேவர், "எனக்கு ராஜாங்கப்பட்டமும் அளித்து, போரில் மருதுபாண்டியரை வீழ்த்தி நமக்கு மாபெரும் வெற்றியைப் பெற்றுத்தந்த கர்னல் அக்னியூ அவர்களுக்கு நாம் என்றென்றும் கடமைப்பட்டுள்ளோம். அதற்கு

அவர்களுக்கு நம் நன்றியைத் தெரிவிக்கத்தான் இந்த விருந்து ஏற்பாடு செய்யப்பட்டது" என்றார்.

உடனே கர்னல் அக்னியூ, "இந்த வெற்றிக்கு முக்கியமான மூலகாரணம் இந்த புரோகிதர் வைத்திதான். அவர் யோசனை இல்லை என்றால் நம்மால் இந்த வெற்றியைப் பெற்றிருக்க முடியாது. முதலில் அவருக்கு நன்றி கூறுங்கள்" என்றார்.

உடனே புரோகிதர் வைத்தி எழுந்து, "என் உதவியை உணர்ந்து எனக்கு நன்றி கூறிய கர்னல் அக்னியூ அவர்களுக்கு நன்றி. நான் நேரடியாக விஷயத்துக்கு வருகிறேன். நான் நன்றியை எதிர்பார்த்து இந்த உதவியைச் செய்யவில்லை. ஜமீன்தார் உறுதி அளித்தபடி சிவகங்கைச் சீமையில் பாதியை எனக்குத் தரவேண்டும். அதை ஆங்கிலேயரின் ஆட்சி அங்கீகரிக்க வேண்டும். அதுவே என் கோரிக்கை" என்றார்.

அதற்கு பெரிய உடையாத்தேவர், "மருதுபாண்டியர் இருவரையும் பிடித்தால்தான் உமக்கு பாதி ராஜ்யம் தருவதாகப் பேச்சு. ஆனால் பெரியமருதுமட்டும் தான் கிடைத்தார். சின்னமருது என்னவானார் என்று தெரியவில்லை. அவர் மகன் துரைச்சாமியும் கிடைக்கவில்லை. ஆகவே, உங்களுடைய யோசனை முழுமையாகப் பலனளிக்கவில்லை. ஆகையால் பேசியபடி உங்களுக்குப் பாதி ராஜ்யத்தைத் தரமுடியாது" என்றார்.

அதைக்கேட்டு மிகவும் கோபங்கொண்ட புரோகிதர் வைத்தி, "சொன்ன சொல்லைக் காப்பாற்ற முடியாத நீர் எப்படி இந்த ராஜ்யத்தைக் காப்பாற்றப் போகிறீர். என்னை ஏமாற்றிவிட்டு நீர் எப்படி ராஜாங்கம் நடத்துவீர் என்று பார்க்கிறேன்" என்று கத்தினார். விருந்திற்கு

வந்திருந்த அனைவரும் திரும்பிப் பார்த்தனர். உடனே கர்னல் அக்னியூ புரோகிதர் வைத்தியை சாந்தப்படுத்தி, “கவலைப்படாதீர்கள் புரோகிதரே. அவர் பேசியதற்கு நான்தான் சாட்சி. இருந்தாலும் இருவருக்கும் பொதுவாக நான் ஒரு தீர்வு சொல்கிறேன். ஏற்றுக்கொள்வீரா?” என்று கேட்டார்.

அதற்குப் புரோகிதர் வைத்தி, “துரையவர்களே, தங்கள் முன்னிலையில் உணர்ச்சி வசப்பட்டதற்கு மன்னியுங்கள். நீங்கள் கூறும் முடிவை நான் மனப்பூர்வமாக ஏற்றுக்கொள்கிறேன்” என்றார். கர்னல் அக்னியூ, “ஜமீன்தாரே, நீங்கள் என்ன சொல்கிறீர்கள்?” என்று கேட்டார். பெரிய உடையாத் தேவரும், “துரையவர்களே, இந்த ராஜாங்கம் நீங்கள் எனக்குக் கொடுத்தது. நீங்கள் என்ன சொன்னாலும் நான் அதை ஏற்றுக்கொள்கிறேன்” என்றார்.

அதற்கு கர்னல் அக்னியூ, “நாம் மருதுபாண்டியரில் ஒருவரைத்தான் பிடித்தோம் என்பது உண்மை. ஆனால் இனிமேல் சின்னமருது உயிருடன் இருந்தாலும் இந்த நாட்டிற்குள் வந்து எதுவும் செய்யமுடியாது. அதை நான் பார்த்துக்கொள்கிறேன். சின்னமருதுவின் மகன் துரைச்சாமியை நம் லெப்டினென்ட் ஜேம்ஷ் வெல்ஷ் மற்றும் ஒச்சாத்தேவரை அனுப்பி எப்படியாவது பிடித்துவரச் செய்கிறேன். இருந்தாலும் நம் திட்டத்தில் சின்னமருது அகப்படாததால், பேசியபடி பாதி நாட்டைக் கொடுக்க முடியாது. ஆகவே புரோகிதர் வைத்திக்கு அவர் செய்த உதவிக்கு இந்த நாட்டின் கால்பகுதி நாட்டைக் கொடுக்குமாறு ஜமீன்தாரைக் கேட்டுக்கொள்கிறேன்” என்றார்.

உடனே உடையாத்தேவர், “உங்கள் சொல்லுக்கு நான் கட்டுப்படுகிறேன். புரோகிதர் வைத்திக்கு நாட்டின் எந்த கால்பாகம் வேண்டும்” என்றார். புரோகிதர் வைத்தியும், “நானும் துரையவர்கள் முடிவுக்குக் கட்டுப்படுகிறேன். எனக்கு புதுக்கோட்டை நாட்டை ஒட்டிய கால்பகுதி வேண்டும்” என்றார். உடனே பெரிய உடையாத்தேவர் புரோகிதர் வைத்தியிடம், “அந்தக் கால் நாட்டை புரோகிதராகிய உங்களால் எப்படி பாதுகாத்து, நிர்வகிக்க முடியும்?” என்றார். அதற்குப் புரோகிதர் வைத்தி, “அதை நான் பார்த்துக்கொள்கிறேன். அதற்கான ஏற்பாடுகளை நான் ஏற்கெனவே செய்து வைத்திருக்கிறேன்” என்றார். அதற்கு ஆச்சர்யப்பட்ட கர்னல் அக்னியூ, “எங்களாலேயே ஒரு நாட்டைக் காப்பது சிரமமாக உள்ளது. புரோகிதராகிய நீங்கள் எப்படி கால்நாட்டைக் காக்கத் திட்டம் வைத்திருக்கிறீர்கள் என்று நாங்கள் தெரிந்து கொள்ளலாமா?” என்றார்.

அதற்குப் புரோகிதர் வைத்தி, “அவசியம் நீங்களும் தெரிந்துகொள்ள வேண்டும் துரையவர்களே. அதற்கு உங்கள் உதவியும் எனக்குத் தேவைப்படுகிறது. நானே உங்களிடத்தில் பேச வேண்டும் என்று இருந்தேன். வடக்கே இருந்து இங்கே வந்த வசதிபடைத்த வணிகர்கள் அவர்களுக்கு மேடான நிலப்பரப்பில் ஒரு நாடு வேண்டும் என்று என்னிடம் கேட்டார்கள். நான் எனக்குக் கிடைக்கும் இந்தக் கால்நாட்டை அவர்களுக்குக் கொடுத்து அதற்கான விலையைப் பெற்றுக்கொண்டு வடநாட்டிற்கே சென்று வசதியாக வாழலாம் என்று எண்ணுகிறேன்” என்றார்.

கர்னல் அக்னியூ, “அதற்கு என் உதவி என்ன தேவை?” என்று கேட்டார்.

அதற்குப் புரோகிதர் வைத்தி, "ஜமீன்தார் எனக்குக் கொடுக்கப்போகும் கால்பகுதி நாட்டை நான் வணிகர்களுக்கு விற்பதால், தங்களுடைய அரசாங்கம் நேரடியாக அந்தக் கால்பகுதி நாட்டை வணிகர்களுக்கு தனிநாடாகக் கொடுத்து அங்கீகரித்துவிட்டால் அது முறைப்படி அவர்களுக்குச் சொந்தமானதாக ஆகிவிடும். அவர்களும் அங்கு ஒரு அரண்மனையைக் கட்டி கால்பகுதி நாட்டைக் காப்பதாகக் கூறியிருக்கிறார்கள். மேலும், அவர்களுடைய தலைவரை கால்பகுதி நாட்டின் ராஜாவாக தங்கள் அரசாங்கம் அங்கீகரிக்க வேண்டும் என்றும் துரையவர்களைக் கேட்டுக்கொள்கிறேன்" என்றார்.

அவரது திட்டங்களைக் கண்டு வியந்த கர்னல் அக்னியூ, "உங்களைப் போன்ற மேதாவியை நான் எங்கும் கண்டதில்லை. உங்களுக்காக மதுரை கலெக்டரிடம் பேசி அனைத்து ஏற்பாடுகளையும் செய்து தருகிறேன்" என்றார். புரோகிதர் வைத்தி, "துரையவர்களே, தங்களுக்கு எப்படி நன்றி சொல்லுவது என்று எனக்குத் தெரியவில்லை. நான் விரைவில் வணிகர்களுடன் மதுரைக்கு வந்து தங்களைச் சந்திக்கிறேன்" என்றார்.

துரைசாமி நாடுகடத்தப்பட்டார்

மதுரை

கர்னல் அக்னியூவின் உத்தரவின்படி, லெப்டினென்ட் ஜேம்ஸ் வெல்ஷ், ஒச்சாத்தேவர் மற்றும் சிப்பாய்களுடன் சிறுவயலைச் சுற்றியுள்ள கிராமங்களில் துரைசாமியைத் தேடினர். ஒரு கிராமத்தில் தங்கியிருந்த துரைசாமி, ஜேம்ஸ் வெல்ஷ் மற்றும் ஒச்சாத்தேவர் நன்கு பரிச்சமானவர்கள்தான் என்று எண்ணி அவன் ஓடிவந்து அவர்களைச் சந்தித்தான். துரைசாமி வெல்ஷிடம், “அண்ணா, பெரியப்பாவைத் தூக்கில் போட்டுக் கொன்றுவிட்டார்கள் என்றும் என் அப்பா தப்பிவிட்டார் என்றும் பேசிக்கொள்கிறார்களே? அது நிஜமா?” என்றான். அதற்கு ஒச்சாத்தேவர், “உன் அப்பா மதுரையில் இருக்கிறார். உன்னையும் அழைத்துவரச்சொன்னார். அதற்காகத்தான் நாங்கள் வந்திருக்கிறோம்” என்றார்.

அதற்கு ஜேம்ஸ் வெல்ஷ் ஒன்றும் பேசவில்லை. அருகில் இருந்த கிராமத்தார், “துரைசாமி, இவர்களை நம்பிப் போகாதே” என்றார்கள். அதற்கு துரைசாமி, “வெல்ஷ் அண்ணா என் மீது மிகவும் அன்பு கொண்டவர்.

நான் அவரை நம்பி அவருடன் செல்கிறேன். நான் என் அப்பாவைப் பார்க்கவேண்டும்" என்று கூறி, அவர்களுடன் புறப்பட்டான்.

துரைசாமியை அழைத்துக்கொண்டு நேராக மதுரை சென்று கர்னல் அக்னியூ முன்பு நிறுத்தினர். லெப்டினென்ட் ஜேம்ஸ் வெல்ஷ் அங்கு நிற்க மனமில்லாமல் வெளியேறினார்.

கர்னல் அக்னியூ, "இவன் மிகவும் சிறியவனாக இருக்கிறான். இவனைத் தனியாக தூக்கிலிடுவதற்கு கவர்னரிடம் உத்தரவு வாங்கமுடியாது. ஆகவே இவனை வெங்கம் உடையணத்தேவருடன் சிறையிலடைத்துவிடுங்கள்" என்றார்.

அப்போதுதான் துரைசாமிக்குத் தான் ஏமாற்றப்பட்டது புரிந்தது. உடனே துரைசாமி ஜேம்ஸ் வெல்ஷைத் தேடினான். அவர் அங்கு இல்லை. துரைசாமி சிப்பாய்களால் அழைத்துச்செல்லப்பட்டு வெங்கம் உடையணத்தேவர் மற்றும் அவருடன் சிவகங்கையில் பிடிபட்ட கைதிகளுடன் சிறையில் அடைக்கப்பட்டான்.

மதராஸ் மாகாண கவர்னருக்கு, இங்கிலாந்திலிருந்து, பிரின்ஸ் ஆப் வேல்ஸ் எனப்படும் பினாங்கு தீவில் இருக்கும் ரப்பர் மற்றும் தேயிலைத் தோட்டங்களில் வேலை செய்ய ஆட்கள் தேவை என்றும், இங்குள்ள சிறைக்கைதிகளை நாடு கடத்தி, பினாங்கிற்கு வேலை செய்ய அனுப்பும்படியும் உத்தரவு வந்தது. அதன்படி மதுரைச்சிறையில்இருந்தவர்களையும்,பாஞ்சாலங்குறிச்சி சிறையில் இருந்தவர்களையும் நாடுகடத்த உத்தரவிட்டு தூத்துக்குடியில் இருந்து கப்பலில் ஏற்றி பினாங்குக்கு அனுப்ப உத்தரவிடப்பட்டது. அதன்படி மதுரையில்

சிறையில் இருந்த கைதிகள், துரைசாமி உள்பட அனைவரையும் தூத்துக்குடிக்கு கொண்டு சென்றனர்.

மனம் தாளாமல் லெப்டினென்ட் ஜேம்ஸ் வெல்ஷ் தூத்துக்குடிக்குச் சென்று கப்பல் கேப்டனைச் சந்தித்து, துரைசாமி தனக்கு நெருங்கிய நண்பரின் மகன் என்றும் சங்கிலி ஏதும் பிணைக்காமல், நல்ல உணவு கொடுத்துப் பார்த்துக் கொள்ளும்படி வேண்டிக்கொண்டார். அந்தக் கப்பல் கேப்டனும், தாம் துரைசாமியை நன்றாக பார்த்துக்கொள்வதாக உறுதியளித்தார். சுமார் 70 கைதிகளை அழைத்துக்கொண்டு அந்தக் கப்பல் பினாங்கு நோக்கிப் புறப்பட்டது. சென்ற கப்பலையே வெறித்துப் பார்த்துக்கொண்டிருந்த வெல்ஷ் கண்களில் நீர் துளிர்த்தது.

பினாங்கு 1818

இதைக் கூறும்போது கர்னல் ஜேம்ஸ் வெல்ஷ் கண்களிலும் நீர் துளிர்த்ததைக் கண்ட துரைசாமி, “துரையவர்களே, என் மீது இவ்வளவு அன்பு வைத்திருக்கிறீர்கள். இதுவே எனக்குப் போதும். எனக்காக அன்புகாட்ட ஒருவர் இருக்கிறார் என்ற எண்ணமே எனக்குப் போதும் துரையவர்களே” என்றார்.

கர்னல் வெல்ஷ் துரைசாமியிடம், “என்ன துரைசாமி? இப்போது உன் சந்தேகமெல்லாம் தீர்ந்ததா?” என்றார்.

துரைசாமி, “ஆம் துரையவர்களே, என் சந்தேகம் எல்லாம் தீர்ந்தது. ஆனால், என் கேள்விக்கு விடை கிடைக்கவில்லை” என்றார்.

“உன் கேள்வி என்ன துரைசாமி?” என்றார் கர்னல் வெல்ஷ். அதற்கு துரைசாமி, “துரையவர்களே, என் அப்பாவிற்கு என்ன நேர்ந்தது? என்று எனக்குத் தெரியவில்லை” என்றார்.

அதற்கு கர்னல் வெல்ஷ், “எனக்கும் தெரியாது. யாருக்கும் தெரியாது” என்றார். அதைக் கேட்டதும் துரைசாமி, தலையை ஆட்டிக்கொண்டே எழுந்து கர்னல் வெல்ஷ் அவர்களிடம் விடைபெற்றுச் சென்றார்.

பின்குறிப்புகள்:

1. ஜமீன்தார் பெரிய உடையாத்தேவரின் செயல்களை விரும்பாத நாட்டு மக்கள் அவருக்கு வரி செலுத்த மறுத்துவிட்டனர். மக்கள்வரிசெலுத்தாததால்ஜமீன்தார் கும்பினியாருக்கு செலுத்தவேண்டிய கப்பத்தை செலுத்தமுடியவில்;லை. ஆகவே கோபமடைந்த கும்பினியார் ஆங்கிலேய அரசாங்கத்திடம் சொல்லி, அவருக்குக் கொடுக்கப்பட்ட ஜமீன்தார் பட்டத்தை ரத்துசெய்து மருதுபாண்டியரின் வாரிசுகளுக்கே நிர்வாகத்தைக் கொடுக்கவேண்டும் என்று வைஸ்ராய் உத்தரவிட்டார். அந்த உத்தரவை எதிர்த்து ஜமீன்தார் வழக்கு தொடர்ந்தார். மருதுபாண்டியரின் வாரிசுகளும் வழக்குத் தொடர்ந்தனர். அந்த வழக்கு லண்டனில் உள்ள பிரிவிகவுன்சில் வரை நடந்து, இறுதியில் இங்குள்ள வைஸ்ராய்க்கு ஜமீனை திருப்பிக்கொடுக்கும் அதிகாரம் இல்லை எனவும், பிரிட்டிஷ் மகாராணிக்கு மட்டும்தான் அந்த அதிகாரம் உண்டு, ஆகவே, வைஸ்ராய் போட்ட உத்தரவு செல்லாது என்றும் தீர்ப்பளிக்கப்பட்டது.
2. பலகாலம் கழித்து கர்னல் ஜேம்ஸ் வெல்ஷ் அவர்களின் சிபாரிசின் பேரில் இங்கிலாந்தில் உள்ள பிரிட்டிஷ் அரசாங்கம் துரைசாமியின் தண்டனையை ரத்துசெய்து சிவகங்கைக்குத் திருப்பி அனுப்ப உத்தரவிட்டதின்

பேரில் மிகவும் நோய்வாய்ப்பட்டிருந்த துரைசாமி தூத்துக்குடிக்கு வந்து, பின் மதுரை வந்து சிவகங்கையை நோக்கி பயணம் செய்யும்போது கருப்பாயூரணி என்னும் இடத்தில் மரணமடைந்ததாகக் கூறப்படுகிறது.

3. கும்பினிப் படையினரும் மலேய வீரர்களும் மருதுபாண்டியருக்கு அடுத்தபடியாக அஞ்சியது வளரி எனும் ஆயுதத்திற்குத்தான். அந்த ஆயுதம் தமிழர்களுக்கு மட்டுமே தெரிந்த கலையாக இருந்தது. பின்னாளில் வந்த தமிழர்கள் அதை சரியாக தயாரிக்கவும் பயன்படுத்தத் தெரியாமல் அதன் உபயோகம் குறைந்துகொண்டு வந்தபோது, மருதுபாண்டியர் முன்னோர்கள் வளரி தயாரிப்பதிலும், பயன்படுத்துவதிலும் வல்லவர்களாக இருந்தார்கள். பெரிய மருதுவும் சின்ன மருதுவும் வளரியை ஒரு பிரதான ஆயுதமாகப் பயன்படுத்தி வந்தனர். பொதுவாக வளரி, முற்றிய மரங்களின் நடுப்பாகத்தில் இருக்கும் வைரம் எனப்படும் பகுதியைக் கொண்டு தயாரிக்கப்படுவது. அதைச் செதுக்குவது எளிதல்ல. அதன் ஒவ்வொரு பகுதியின் எடையும் துல்லியமாக இருக்கவேண்டும். அப்போதுதான் அது வீசியவர் கையில் இருந்து புறப்பட்டு இலக்கைத் தாக்கிப் பின் அவரிடமே வந்து சேரும். பெரியமருது மட்டும் இரும்பினால் ஆன வளரியைப் பயன்படுத்தியதாகத் தெரிகிறது. மருதுபாண்டியர் படை வளரியை அதிகம் பயன்படுத்தித் தாக்கியதால் அது எங்கிருந்து வருகிறது எங்கு செல்கிறது என்று கூட கும்பினியாரால் கணிக்கமுடியவில்லை. வளரியை மிக ஆபத்தான ஆயுதமாகக் கருதி, போர் முடிந்தவுடன் பின் வந்த அரசாங்கம் வளரியைத் தயார் செய்வதும், பழகுவதும், பயன்படுத்துவதும் குற்றம்

என அறிவித்ததன் பலனாக வளரி எனும் தமிழர்களின் சிறந்த ஆயுதம் வழக்கொழிந்துவிட்டது.

4..சேர்வை என்பது சாதிப் பெயர் அல்ல. அது அவர்கள் ஈடுபட்டிருக்கும் தொழிலின் பெயர். அவர்களது முக்கியப் பொறுப்பு திருவிழாக் காலங்களிலும், நாட்டுக் கூட்டங்களுக்கும், அவசர காலங்களுக்கும் மற்றும் போர் நேரிடும்போதும் அவர்கள் மக்களை ஒன்று சேர்த்து கூட்டிச் செயல்படுத்தும் காரணத்தால் அவர்கள் சேர்வை என அழைக்கப்படுகின்றனர். முக்கியமாக, போர்காலங்களில் நாட்டிற்கு நிரந்தரமான போர்ப்படை என்பது மிகச் சிறியதாக இருக்கும். அப்பொழுது சேர்வைகள், நாட்டில் உள்ள திடகாத்திரமான ஆண்களை ஒன்று சேர்த்து அவர்களுக்குப் போர்ப் பயிற்சி கொடுத்து, போர்க்களத்திற்கு அனுப்புவது அவர்கள் வேலை. அதனால் அவர்கள் சேர்வைகள் என்று அழைக்கப்பட்டனர். பெரும்பாலும் அகமுடையார் சமூகத்தினர் இந்த வேலையில் ஈடுபட்டு வந்ததால், அவர்களுக்குப் பொதுவாக சேர்வை என்று பட்டம் கொடுக்கப்பட்டது. மற்ற சமூகத்தினரும் பலர் சேர்வைகள் பட்டம் பெற்றவர்களாக இருக்கிறார்கள்.

5. தேவர் என்பது, கள்ளர், மறவர் மற்றும் அகமுடையார் ஆகிய மூன்று சமூகங்களுக்கும் சேர்த்துப் பொதுவாக வழங்கப்படும் ஒரு பெயராகும். அவர்கள் முக்குலத்தோர் என்றும் அழைக்கப்படுகிறார்கள். ஆகவே, தேவர் என்னும் சொல் ஒரு சாதிப் பெயர் அல்ல. முக்குலத்தோரின் போர் வீரர்களின் வழிவந்தவர்கள் தங்கள் பெயருடன் தேவர் என்ற பட்டத்தையும் சேர்த்துக்கொண்டனர். தமிழ்நாட்டில் பொதுவாக முக்குலத்தோர் அனைவரும் தேவர்கள் என்றே அழைக்கப்படுகின்றனர்.

சிவகங்கைச் சீமையைப் பற்றி...

இராமநாதபுரம் சமஸ்தானம் ஒரு காலத்தில் பரந்து விரிந்து இருந்தது. அதன் மன்னர் கிழவன் சேதுபதி, நாட்டின் தலைநகராக இராமநாதபுரத்திலிருந்து தொலைவில் இருந்த பகுதிகளை நேரடியாக நிர்வாகம் செய்ய முடியாத காரணத்தினாலும், அந்தப் பகுதியில் உள்ள கொள்ளையர்கள் நடமாட்டத்தைக் கட்டுப்படுத்த முடியாத காரணத்தினாலும், இராமநாதபுரம் சமஸ்தானத்தை ஐந்து பகுதிகளாகப் பிரித்து, அவற்றில் மூன்று பகுதிகளைத் தன் நேரடி ஆளுகைக்கு உட்படுத்தி, தொலைவில் இருந்த இரண்டு பகுதிகளைத் தனியாகப் பிரித்து, சோழபுரம் அருகில் உள்ள நாலு கோட்டை ஜமீன்தார் சசிவர்ணத் தேவர் அவர்களின் பொறுப்பில் நிர்வாகம் செய்து, ஆட்சிசெய்துகொள்ளக் கொடுத்தார்.

சசிவர்ணத் தேவரும் தன் படையுடன் அந்தப் பகுதியைத் தன்கட்டுப்பாட்டுக்குள் கொண்டுவந்து, கொள்ளையர்களை அடக்கி ஆட்சிசெய்துவந்தார். இராமநாதபுரம் மன்னர் கிழவன் சேதுபதி, நாட்டைப் பிரித்து சசிவர்ணத் தேவருக்கு ஒரு பகுதியைக் கொடுத்தது பிடிக்காமல் அவரது உறவினர் கௌரிசங்கரன் என்பவர் ஒரு படையுடன் சென்று சசிவர்ணத் தேவரை

வீழ்த்தி அந்தப்பகுதியைத் தன் கட்டுப்பாட்டிற்குள் கொண்டுவந்து ஆட்சி செய்தார்.

கௌரிசங்கரனால் தோற்கடிக்கப்பட்ட சசிவர்ணத் தேவர் அவருடைய ஆட்களுடன் காட்டில் பதுங்கி இருந்தபோது, அங்கு சாத்தப்பையா என்ற ஒரு ஞானியைச் சந்தித்தார். அந்த ஞானி சாத்தப்பையா, சசிவர்ணத் தேவருக்கு தைரியம் கொடுத்து உள்நாட்டு மக்களைத் திரட்டி, புரட்சி செய்து, கௌரி சங்கரனைத் தோற்கடித்து விரட்ட உதவினார். சசிவர்ணத் தேவர் மறுபடியும் அந்தப் பகுதியைத் தனது கட்டுப்பாட்டிற்குள் கொண்டு வந்து ஆட்சி செய்து வந்தார்.

நாலுகோட்டையில் இருந்து ஆட்சி செய்துகொண்டிருந்த சசிவர்ணத் தேவரிடம், ஞானி சாத்தப்பையா அங்கிருந்து நான்கு கல் தொலைவிலிருக்கும் சிவகங்கை என்று அழைக்கப்படும் குளத்தைத் தூர் வாரி பெரிதாக வெட்டி அதன் அருகில் ஒரு அரண்மனையைக் கட்டி, அங்கிருந்து ஆட்சி செய்யும்படி கூறினார்.

அதன்படி, சசிவர்ணத் தேவர் சிவகங்கைக் குளத்தை பெரிதாக வெட்டி (இன்றைய தெப்பக்குளம்) அந்த மண்ணை எடுத்து ஒரு பெரிய அரண்மனையைக் கட்டி, அங்கிருந்து ஆட்சி செய்துவந்தார். இப்படித்தான் சிவகங்கைச் சீமை உருவானது.

சசிவர்ணத் தேவருக்குப் பிறகு அவருடைய வாரிசுகள் பல ஆண்டுகளாக சிவகங்கைச் சீமையை ஆண்டுவந்தனர். சிவகங்கைச் சீமை முகலாயப் படையெடுப்பில் அவர்களது கட்டுப்பாட்டிற்குச் சென்று பின் ஆற்காட்டு நவாபின் ஆளுகைக்கு உட்பட்டு அவருக்குக் கப்பம் கட்டி ஆட்சி செய்யவேண்டிய சூழ்நிலை உருவானது.

அப்பொழுது சிவகங்கை மன்னராக இருந்த முத்துவடுகநாதத்தேவர், ஆற்காட்டு நவாபிற்கு கப்பம் கட்ட மறுத்தார். இராமநாதபுரம் மன்னர் தன் மகளான வேலு நாச்சியாரை சிவகங்கை மன்னர் முத்துவடுகநாதத் தேவருக்கு திருமணம் செய்துவைத்தார். அவர் வேலு நாச்சியாருடன் அவருக்குப் பாதுகாப்பாக மருதுபாண்டியர் இருவரையும் சிவகங்கைக்கு அனுப்பினார்.

மன்னர் முத்துவடுகநாதத்தேவர் ஆற்காட்டு நவாபிற்கு கப்பம் கட்ட மறுத்ததால், ஆற்காட்டு நவாப் கிழக்கிந்திய கும்பினியாரின் உதவியை நாடினார். அதன்படி நவாபின் படைகளும் கும்பினியாரின் படைகளும் இணைந்து, சிவகங்கைச் சீமையைத் தாக்கினர்.

அந்தப் போரில், காளையார்கோவிலில் வைத்து சிவகங்கை முத்துவடுகநாதத்தேவரும், அவருடைய இரண்டாவது மனைவியாகிய கௌரி நாச்சியாரும் சுட்டுக்கொல்லப்பட்டனர். சிவகங்கை நவாபின் படைகளால் கைப்பற்றப்பட்டது. இராணி வேலுநாச்சியாரும் மருதுபாண்டியரும் மந்திரி தளவாய் தாண்டவராயன் பிள்ளையும் சிவகங்கையிலிருந்து தப்பி திண்டுக்கல் சென்று அங்கிருந்து விருப்பாச்சி சென்று மன்னர் கோபால நாயக்கர் அரண்மனையில் தங்கினர்.

இராணி வேலுநாச்சியாரும் மருதுபாண்டியரும் விருப்பாச்சியில் 1772ல் இருந்து 1780 வரை எட்டு ஆண்டுகள் தங்கியிருந்தனர். அந்தக் கால கட்டத்தில் மருதுபாண்டியரும் மந்திரி தாண்டவராயன் பிள்ளையும் தளபதி சுப்பிரமணியன் சேர்வையும் பலமுறை மாறுவேடத்தில் சிவகங்கை ஜமீனுக்கு வந்து மக்களைத் திரட்டி புரட்சிப்படையை உருவாக்கினர்.

1780ல் இராணி வேலுநாச்சியாரின் வேண்டுதலுக்கிணங்க திண்டுக்கல்லில் இருந்த மன்னர் ஹைதர் அலி ஐயாயிரம் படைவீரர்களை அனுப்பி அவர்கள் வேலு நாச்சியார் தலைமையில் அவருடைய படையினர் மற்றும் உள்ளூர் புரட்சியார்கள் அனைவரும் இணைந்து சிவகங்கையிலிருந்த ஆற்காட்டு நவாபின் படைகளையும், கும்பினியாரின் படைகளையும் அடித்து விரட்டி ஆட்சியைக் கைப்பற்றினர்.

அதற்குப்பின், இராணி வேலுநாச்சியார், சிவகங்கையில் மகாராணியாக முடிசூட்டிக்கொண்டு, சிவகங்கை அரண்மனையிலிருந்து ஆட்சி செய்துவந்தார். மருதுபாண்டியர் சிறுவயலிலும் சங்கரபதிக் கோட்டையிலும் இருந்துகொண்டு நாட்டின் நிர்வாகத்தையும், பாதுகாப்பையும் கவனித்துவந்தனர்.

இராணி வேலுநாச்சியார் மருதுபாண்டியர் மீது இருந்து நம்பிக்கையில் முழு ஆட்சிப்பொறுப்பையும், நிர்வாகத்தையும் அவர்களிடம் ஒப்படைத்தார். நாட்டின் நிர்வாகத்தையும் ஆட்சிப்பொறுப்பையும் சின்னமருது கவனித்து வந்தார். பெரியமருது வேட்டையாடுதல், போர்ப்பயிற்சிகள், மற்ற நாடுகளுடன் நட்புறவை மேம்படுத்தல், மற்ற நாட்டு அரசர்கள் மற்றும் கும்பினி அதிகாரிகளை அழைத்து விருந்துகொடுத்து அவர்கள் நட்பைப் பேணுதல் ஆகியவற்றைக் கவனித்து வந்தார்.

மருதுபாண்டியர் காலத்தில் சிவகங்கைச் சீமை செழித்து வளர்ந்து மக்கள் மகிழ்ச்சியுடன் இருந்தனர். மருதுபாண்டியர் இறைபக்தியுடன் பல திருக்கோவில்களுக்கு திருப்பணி செய்தும் இஸ்லாமிய மற்றும் கிறித்துவ வழிபாட்டுத் தலங்களுக்கு வேண்டிய

மானியங்கள் கொடுத்தும் மக்களை ஒற்றுமையுடன் பேணிக்காத்துவந்தனர். இராமேசுவரம், திருச்செந்தூர் போன்றதிருக்கோவில்களுக்குச்செல்லும்பக்தர்கள்தங்கிச் செல்வதற்கு வழியெங்கிலும் அன்னதானச் சத்திரங்கள் கட்டி, அவைகளை நிர்வகிக்க நிலங்களை மானியமாகக் கொடுத்தனர். அந்தச் சத்திரங்களில் வழிப்போக்கர்களும், வணிகர்களும் தங்கிப் பயனடைந்தனர். அவர்கள் பயணம் செய்வதற்கு பாதைகள் சீரமைத்துத் தரப்பட்டது.

சிவகங்கைச் சீமையில் வைகை ஆற்றைத் தவிர வேறு பாசன வசதிகள் இல்லை. வைகை ஆறு சிவகங்கைச் சீமையின் ஒரு ஓரத்தில் ஓடுவதால் அந்தப் பகுதி மட்டும் செழிப்பாக இருந்தது. மற்றப் பகுதிகள் வானம் பார்த்த பூமியாகத்தான் இருந்தது. மழை பெய்தால்தான் விவசாயம், மழை பொய்த்தால் பஞ்சம் என்ற நிலையே இருந்தது. அதனால் மருதுபாண்டியர் ஒரு திட்டத்தைக் கொண்டுவந்தனர். மழைநீர் அனைத்தையும் சேமித்துப் பயன்படுத்த தொடர் கண்மாய்கள் வெட்டப்பட்டன. மேடான நிலத்தில் பெய்யும் மழைநீர் ஒரு கண்மாயில் சேகரிக்கப்படும். அந்தக் கண்மாய் நிறைந்தவுடன், அதன் உபரி நீர் மறுகால் பாய்ந்து அடுத்த கண்மாயைச் சென்றடையும். அதன் உபரிநீர் மறுபடியும் அடுத்த கண்மாய்க்குச் செல்லும். இந்தத் திட்டத்தின்படி சிவகங்கைச் சீமையில் பெய்யும் மழைநீர் வீணாகாமல் கண்மாய்களில் சேகரிக்கப்பட்டு நிலத்தடி நீர்மட்டம் உயர்த்தப்பட்டது. ஒவ்வொரு கண்மாய்க்கும் கீழ் விவசாய நிலங்கள் அமைக்கப்பட்டு, நீர் இருப்புக்கு ஏற்ப விவசாயம் செய்யப்பட்டு வந்தது. இதனால் சிவகங்கைச் சீமையில் மரங்கள் செழித்தோங்கி, காடுகள் அடர்த்தியாக வளர்ந்தன. அதனால் மழையும் பொய்க்காமல் பெய்தது.

அந்தக் காலகட்டத்தில் நாட்டிலுள்ள அனைத்து நிலங்களும், காடுகளும், கண்மாய்களும், வாய்க்கால்களும், மலைகளும் அரசுக்கே சொந்தமாக இருந்தன. அவற்றை நிர்வகிக்க ஒவ்வொரு பகுதிக்கும் ஆட்கள் நியமிக்கப்பட்டிருந்தார்கள். சிவகங்கைச் சீமை பல சிறு சிறு நாடுகளாகப் பிரிக்கப்பட்டு ஒவ்வொரு நாட்டிற்கும் தலைமையாக ஒரு அம்பலகாரர் நியமிக்கப்பட்டிருந்தார். அவருடைய கட்டுப்பாட்டின் கீழ் அந்த நாட்டிலுள்ள அனைத்து மக்களும் செயல்பட்டார்கள். அவர்கள் நிர்வாகம், நீதிபரிபாலனம், வரி வசூல், திருவிழாக்கள் மற்றும் பொதுவான அனைத்துக் காரியங்களையும் கவனித்து வந்தார்கள். அவர்கள் சிவகங்கை மன்னருக்குக் கட்டுப்பட்டவர்கள். அந்த அம்பலகாரர்களுக்குக் கீழ் பல ஊழியர்கள் இருந்தனர். நாட்டுக் கணக்குப்பிள்ளை, நாட்டுச் சேர்வை, நாட்டு மணியக்காரர் மற்றும் தலையாரி போன்ற அதிகாரிகள் நியமிக்கப்பட்டிருந்தனர். இவர்கள் அனைவருக்கும் அவரவர்கள் செய்யும் ஊழியத்திற்கேற்ப மானிய நிலங்கள் வழங்கப்பட்டிருந்தன. இவர்கள் தவிர, கிராம ஊழியர்களான கொல்லர்கள், தச்சர்கள், வண்ணார், நாவிதர், வெட்டியான், செருப்புத் தைப்பவர், நாட்டுக் காவல், சுத்தம் செய்யும் பணியார்கள் போன்ற அனைத்துப் பணியார்களுக்கும் மானிய நிலங்கள் கொடுக்கப்பட்டிருந்தன. கோவில்களில் ஊழியம் செய்து வந்த அர்ச்சகர் முதல் காவல் வரை உள்ள அனைத்து ஊழியர்களுக்கும் மானிய நிலங்கள் வழங்கப்பட்டிருந்தன. அந்த நிலங்கள் அவர்கள் ஊழியம் செய்யும்வரை அவர்களுடைய அனுபவத்தில் இருந்தது. ஆனால் அந்த நிலங்கள் அவர்களுக்குச் சொந்தமில்லை. அரசுக்குத்தான் சொந்தம்.

விவசாயத்திற்குத் தேவையான கண்மாய்கள், வாய்க்கால்கள், கிணறுகள் போன்ற பாசன வசதிகளை அரசு செய்துதர வேண்டும். மானியதாரர்கள் அந்த நிலங்களில் விவசாயம் செய்து கிடைக்கும் மகசூலில் மூன்றில் ஒரு பங்கு அரசுக்குச் செலுத்தவேண்டும். அதற்கு மேல்வாரம் என்று பெயர். மூன்றில் இரண்டு பங்கு மானியதார்களுக்குக் கிடைக்கும். இது குடிவாரம் எனப்படும். அந்த விவசாயத்திற்கு வேலை செய்பவர்களின் உழைப்புக்குக் கூலியாக தானியங்கள் வழங்கப்பட்டது. அப்படி கூலியாக தானியங்கள் வழங்கப்பட்ட பிறகுதான் மேல்வாரம், குடிவாரம் பிரிக்கப்பட்டது. தலையாரி மற்றும் மணியம் மேல்வார தானியங்களைச் சேகரித்து ஒவ்வொரு கிராமத்திலும் அமைக்கப்பட்டிருக்கும் களஞ்சியங்களில் கொண்டு சேர்க்கவேண்டும். அந்தக் களஞ்சியத்தில் இருக்கும் தானியங்கள் பஞ்சம் ஏற்படும் காலங்களில் மக்களுக்குப் பிரித்துக்கொடுக்கப்படும்.

மிகுதியான தானியங்கள் அருகில் உள்ள ஊர்களில் இருக்கும் சந்தைகளில் விற்பனை செய்யப்பட்டு அந்தப் பணம் அரசாங்கத்திற்கு அனுப்படும்.

ஆடு, மாடுகள் மற்றும் கோழிகள் மற்றும் இதர அசையும் பொருட்கள் மக்களுக்குச் சொந்தமானதாக இருந்தன. அவைகளை மக்கள் அவர்களுக்குப் பயன்பட்டதுபோக மீதமிருந்தவைகளையும் அவர்களுடைய தோட்டங்களில் விளைந்த காய்கறிகளையும் அவர்கள் சந்தைகளில் விற்று அவர்களுக்குத் தேவையானவற்றை வாங்கிக்கொள்வார்கள். பெரும்பாலும் பண்டமாற்று முறை போலத்தான் சந்தை வியாபாரங்கள் நடந்தன.

சிவகங்கைச் சீமை பெரும்பாலும் வானம் பார்த்த பூமியாக இருந்ததால், மழைக்காலத்தில் மட்டும்தான் விவசாயம் செய்ய முடியும். அதனால் வருடத்திற்கு ஒரு போகம்தான் விளையும். விவசாய வேலைகள் பொதுவாக ஆடி மாதத்தில் துவங்கும். ஆடியில் விதைத்து ஆவணியில் நாற்று நற்று புரட்டாசியில் களையெடுத்து ஐப்பசி கார்த்திகை மழையில் செழித்து வளர்ந்து கதிர்விட்டு மார்கழிப்பனியில் நெல்மணிகளாய் முற்றி அறுவடை செய்யப்பட்டு தை மாதம் பொங்கல் வைத்து விவசாய வேலைகளை முடித்துவிடுவார்கள். அதற்குப் பிறகு மாசி, பங்குனி, சித்திரை, வைகாசி மற்றும் ஆனி மாதங்களில் கோவில் திருவிழாக்களும் சுபகாரியங்களும் இதர வீட்டு விசேஷங்களையும் மக்கள் ஒன்றாகக் கூடி கொண்டாடுவார்கள்.

சிவகங்கைச் சீமையின் அரச பரம்பரையினர் தொன்று தொட்டு நாட்டையும், திருக்கோவில்களையும், சத்திரங்களையும் சிறப்பாக பராமரித்து ஆட்சி புரிந்துவந்தனர். குறிப்பாக, தற்போதைய மகாராணி மேதகு. இராணி சாஹிபா மதுராந்தகி நாச்சியார் அவர்களின் காலத்தில் சிவகங்கைச் சீமை செழித்து வளர்ந்து அங்குள்ளதிருக்கோவில்களும், சத்திரங்களும், கல்வி நிறுவனங்களும் சிறப்பாக நிர்வகிக்கப்பட்டு தமிழ்நாட்டுக்கே எடுத்துக்காட்டாக விளங்கச்செய்த பெருமை மகாராணி மேதகு. இராணி சாஹிபா மதுராந்தகி நாச்சியார் அவர்களையே சாரும்.